Loytved / Wenzlaff
**Außerklinische Geburt
in Deutschland**

Verlag Hans Huber
Programmbereich Gesundheit

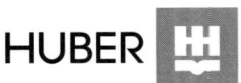

HUBER

Bücher aus verwandten Sachgebieten

Christine Loytved
Paul Wenzlaff

Außerklinische Geburt in Deutschland

German Out-Of-Hospital Birth Study 2000–2004

Herausgegeben von der Gesellschaft für Qualität in der außerklinischen Geburtshilfe e. V.
Unter Mitarbeit von Anke Wiemer

Verlag Hans Huber

Herausgegeben von:
Gesellschaft für Qualität in der außerklinischen Geburtshilfe – QUAG e.V.
Geschäftsstelle – Elisabethenstr. 1, D-63579 Freigericht
Telefon und Fax: +49 (0)6055-5781
www.quag.de

Anschrift der Autoren:

Christine Loytved
Gesundheits- und Krankheitslehre &
Psychosomatik
Universität Osnabrück
www.maternal-health.de

Paul Wenzlaff
Zentrum für Qualität und Management im Gesundheitswesen
Einrichtung der Ärztekammer Niedersachsen
Hannover
www.zq-aekn.de

Mitarbeit:
Anke Wiemer
Freiberufliche Hebamme mit Geburtshilfe
Freigericht

Lektorat: Dr. Klaus Reinhardt
Herstellung: Anina Köchling
Umschlagillustration: Harald Schröder, Wiesbaden
Umschlag: Atelier Mühlberg, Basel
Druckvorstufe: Karin Scherg / April-Mediengruppe Berlin
Druck und buchbinderische Verarbeitung: AZ Druck und Datentechnik, Kempten
Printed in Germany

Bibliographische Information der Deutschen Bibliothek
Die Deutsche Bibliothek verzeichnet diese Publikation in der Deutschen Nationalbibliographie; detaillierte
bibliographische Daten sind im Internet über http://dnb.d-nb.de abrufbar.

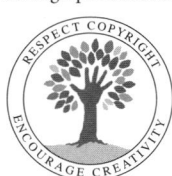

Anregungen und Zuschriften bitte an:
Verlag Hans Huber
Hogrefe AG
Lektorat Medizin/Gesundheit
Länggass-Strasse 76
CH-3000 Bern 9
Tel: 0041 (0)31 300 4500
Fax: 0041 (0)31 300 4593
verlag@hanshuber.com
www.verlag-hanshuber.com

1. Auflage 2007
© 2007 by Verlag Hans Huber, Hogrefe AG, Bern
ISBN 978-3-456-84427-5

Inhaltsangabe

Dank

Ohne die Hilfe und Unterstützung vieler Menschen im Vordergrund und im Hintergrund wäre diese Publikation nicht entstanden. Allen voran sei Anke Wiemer für ihre einmalige Art und Weise gedankt, wie sie diesen Entstehungsprozess als ständige und kompetente Ansprechpartnerin begleitet hat. Ein ganz herzliches Dankeschön an alle Hebammen, die die Erhebung ermöglichen und verwirklichen! Dem wissenschaftlichen Beirat der Gesellschaft für Qualität in der außerklinischen Geburtshilfe (QUAG e. V.) sprechen wir an dieser Stelle unseren besonderen Dank für die Anregungen und die konstruktive Unterstützung aus. Vielen Dank an Nina Knape, die sich in die Thematik eingearbeitet und wesentliche Akzente bei der Ausarbeitung gesetzt hat. Many thanks to Susan Erikson going through the abstract! Unser Dank gilt auch Linda Weissbach und ganz besonders Brigitte Borrmann, die Korrektur gelesen haben, sowie allen namentlich hier nicht genannten Helferinnen und Helfern im Layout und im Verlag.

Zusammenfassung

Dieses Buch beschäftigt sich mit der Qualität der außerklinischen Geburtshilfe in Deutschland. Aus der Grunderhebung der Gesellschaft für Qualität in der außerklinischen Geburtshilfe, QUAG e.V., wurden in der vorliegenden Studie alle begonnenen Hausgeburten und alle im Geburtshaus begonnenen Geburten der Jahrgänge 2000 bis 2004 ausgewertet. Für die insgesamt 42.154 Geburten liegen Daten nach der Indikatorenliste des klinischen Perinatalbogens sowie nach Indikatoren vor, die speziell die außerklinische Geburtshilfe betreffen. Anhand der großen Fallzahlen konnten die Fragestellungen, die in Hebammenkreisen als besonders wichtig erachtet und gleichzeitig aus den Dokumentationsbögen beantwortbar sind, ausgewählt werden. Es handelt sich besonders um Themen wie dem Kontakt zur Hebamme vor der Geburt, um die Einschätzung zur Verlegung während der Geburt (Verlegungsrate 12%) und um das Wohlergehen von Mutter und Kind nach der Geburt. Aus den Fragestellungen heraus wurden Ziele für die außerklinisch tätigen Hebammen formuliert, die mit der vorliegenden Studie zur Diskussion gestellt werden. Aus der vorhandenen Literatur valide Zielmarken ableiten zu können, erwies sich als vollkommen utopisch. Dazu ist die Geburtshilfe in den einzelnen Ländern zu unterschiedlich. Die konkreten Zielmarken ergeben sich aus den Studienergebnissen und wurden im Einvernehmen mit QUAG e.V. in die Zielbeschreibung eingesetzt. Sie liegen jeweils nahe an den jeweiligen Ergebnissen der Studie und können sich erst im Laufe der Jahre und im Zuge weiterer Forschung als sinnvoll oder als unsinnig erweisen. Die Ziele können allen in der Geburtshilfe Tätigen und an ihr Interessierten einen genauen Einblick in die außerklinische Geburtshilfe in Deutschland geben und dazu beitragen, diese Art von Geburtshilfe noch transparenter darzustellen. Darüber hinaus werden Fragen der „normalen" Geburt allgemein mehr in den Vordergrund gerückt, um klinische wie außerklinische Vorgehensweisen kritisch zu betrachten.

Abstract

Based on data from over 42,154 midwife-assisted births from 2000-2004, this book documents the quality of care in out-of-hospital births in Germany, that is, births at home and in birth centers. Traditional maternal and infant health indicator data are included in this book's analysis, but new indicators of women-centered quality of care are also introduced. Data on maternal and infant outcomes are presented along with data on women's contact with a midwife during pregnancy and transfer-to-hospital rates.

The results of *"Außerklinische Geburt in Deutschland. German Out-Of-Hospital Birth Study 2000-2004"* are a challenge to conventional medical assumptions about birth. This book deserves a wide readership and much discussion.

Vorwort

Jährlich entscheiden sich in Deutschland ca. 10.000 Frauen, ihr Kind zu Hause oder im Geburtshaus zur Welt zu bringen. Diese Frauen setzen ihr Vertrauen in ihre eigenen Ressourcen mit dem fachkundigen Beistand einer Hebamme. Sie wollen die Technik und medizinische Unterstützung einer Klinik nur im Bedarfsfall in Anspruch nehmen. Sie fühlen sich sicher im vertrauten Umfeld mit der ihnen bekannten Hebamme, wollen ihr Kind ungestört im eigenen Rhythmus gebären, ohne unnötige Eingriffe oder Verletzungen.

Mit der Veröffentlichung der vorliegenden Studie wird – einmalig in Europa – die Hebammenbetreuung in der außerklinischen Geburtshilfe auf einer breiten Datenbasis dokumentiert. Auf der Grundlage von ca. 42.000 erfassten Haus- und Geburtshausgeburten aus fünf Jahren liefert sie den Nachweis, dass sich die außerklinische Geburtshilfe in Deutschland neben einer erheblichen Klientinnenzufriedenheit durch ein hohes Maß an Qualität und Sicherheit auszeichnet. Vor allem die individuelle und intensive Betreuung vor und während der Geburt führt zu deutlich niedriger Schmerzmedikation und geringen Interventions- und Verletzungsraten.

Um dem Vorurteil der „gefährlichen" Hausgeburt mit Fakten entgegen zu treten, begannen die Hebammenverbände bereits 1996 mit der Erhebung von Daten außerklinischer Geburten. Im Vordergrund stand einerseits das Interesse an der Reflexion der eigenen täglichen Arbeit, andererseits der Wunsch, durch die Veröffentlichung der Ergebnisse einem breiten Fachpublikum, aber auch interessierten Eltern zu vermitteln, in welcher Bandbreite und mit welchen guten Ergebnissen die außerklinische Geburtshilfe praktiziert wird.

1999 wurde die „Gesellschaft für Qualität in der außerklinischen Geburtshilfe" (QUAG e.V.) als gemeinsames Forum der Verbände BDH (Bund deutscher Hebammen) und BfHD (Bund freiberuflicher Hebammen Deutschlands) gegründet mit dem Ziel, anhand einer verbandsübergreifenden Erhebung Rückschlüsse auf die Qualität der Arbeit freiberuflicher Hebammen ziehen zu können.

Die Erhebung erfolgt auf freiwilliger Basis und erreichte schnell eine hohe Akzeptanz. Im Rahmen regionaler „Qualitätszirkel" werden die Ergebnisse reflektiert und Maßnahmen zur Verbesserung der Qualität diskutiert, erarbeitet und durchgeführt.

Die Auswertung der Daten liefert freiberuflichen Hebammen wie auch den Hebammenverbänden wertvolle Hinweise zu Qualitätszielen autonomer Hebammenarbeit. Einzelne Fragestellungen werden beleuchtet und geben Auskunft über die Umsetzung eigener Ansprüche und Standards.

Die vorliegende Studie dient somit einerseits der internen Qualitätssicherung und -optimierung, andererseits der Dokumentation einer hochwertigen, sicheren, fachkompetenten und frauenorientierten Geburtshilfe durch freiberufliche Hebammen. Darüber hinaus soll sie aber auch zum Dialog darüber anregen, wie in Zukunft eine geburtshilfliche Versorgung aussehen kann, welche die eigenen Ressourcen der Schwangeren und Mütter stärkt und nur im nachgewiesenen Bedarfsfall eingreift.

Vorstand der Gesellschaft für Qualität in der außerklinischen Geburtshilfe – QUAG e.V.

1. Einleitung

Entscheiden zu können, wo das eigene Kind zur Welt kommen soll, ob im Krankenhaus, im Geburtshaus, im Entbindungsheim oder zu Hause, ist ein wichtiger Teil der Gebärkultur in Deutschland. Auch wenn die außerklinischen Geburten nur etwa zwei Prozent der Gesamtgeburtenzahl ausmachen, so gibt bereits die Wahlmöglichkeit der Schwangeren Anstoß zu einer Auseinandersetzung über die „ideale" Geburtshilfe. Die Gesellschaft für Qualität in der außerklinischen Geburtshilfe e. V. (QUAG e.V.) hat sich zum Ziel gesetzt, eine möglichst breite Basis an Informationen zu schaffen, um einerseits Schwangeren die Grundlage für ihre Entscheidungen bereitzustellen und andererseits allen, die beruflich mit der Geburtshilfe zu tun haben (von der Krankenkasse über Geburtsvorbereiterinnen bis zur Arztpraxis), ein klares Bild davon zu geben, was außerklinische Geburtshilfe leistet. Daher erhebt die Gesellschaft seit 1999 bundesweit auf freiwilliger Basis bei außerklinisch tätigen Hebammen Daten zu den fortlaufenden Geburten, wie sie auch im Perinatalbogen der Kliniken abgefragt werden. Die Ergebnisse werden im jährlichen Qualitätsbericht veröffentlicht.

Die vorliegende Studie geht einen Schritt weiter: Sie ist dazu angelegt, Ziele der außerklinischen Geburtshilfe zu konkretisieren. In diesem Buch werden sie zur Diskussion gestellt. Die Zielformulierung auf der bisher bundesweit größten Zahlengrundlage gibt Hebammen die Möglichkeit, klare Zielformulierungen. Für werdende Eltern entsteht auf dieser Basis eine Entscheidungshilfe, die sie bei der Wahl des Geburtsortes mit validen Informationen versorgt. Die vorliegende Studie *„Außerklinische Geburt in Deutschland. German Out-Of-Hospital Birth Study 2000-2004"* dient erst nachrangig dazu, Gegenüberstellungen mit den Ergebnissen von Studien zur außerklinischen Geburtshilfe aus anderen Ländern zu ermöglichen, da ein direkter Vergleich nur in einer von vorne herein international angelegten Studie möglich ist. Im Bewusstsein, dass sich die Umstände für die außerklinische Geburtshilfe in allen Ländern stark voneinander unterscheiden (siehe auch Declercq und Stotland 2002: 140), sind die hier zitierten Ergebnisse lediglich als Anhaltswerte genannt und als solche zu verstehen. Ein Vergleich mit Klinikgeburten in Deutschland ist in dieser Studie nicht angestrebt, da die jeweilige Einstellung der Gebärenden zur Geburt eine entscheidende Rolle spielen kann, aber weder im klinischen Perinatalbogen noch im außerklinischen Dokumentationsbogen abgefragt wird. So wird u.a. davon ausgegangen, dass Frauen, die eine Hausgeburt beginnen, keine Schmerzmittelgaben erwarten, während Frauen, die eine Klinikgeburt beginnen, diese Möglichkeit nicht von vorne herein ausschließen.

Die seit 1999 jährlich erscheinenden Qualitätsberichte für die außerklinische Geburtshilfe in Deutschland dokumentieren die Arbeit außerklinisch tätiger Hebammen, konnten aber auf Grund kleiner Fallzahlen nur bedingt Aussagen zu bestimmten Aspekten machen. Die Studie *„Außerklinische Geburt in Deutschland. German Out-Of-Hospital Birth Study 2000-2004"* schlägt Ziele für die außerklinische Geburtshilfe vor und kann auf der Basis von 42.154 Geburten der Jahre 2000 bis 2004 deutliche Ergebnisse präsentieren (der Jahrgang 1999 ist im Vergleich zu den anderen Jahrgängen mit den normalen Problemen am Anfang einer bundesweiten Erhebung behaftet und wurde nicht in die Datenanalyse einbezogen).

Die Auswahl der Ziele erfolgte von den Hebammen auf Grund ihrer Erfahrungen mit außerklinischen Geburten. Es handelt sich um Themen, die im klinischen Alltag nicht die gleiche Bedeutung besitzen und zu denen bislang zu wenige Zahlen oder Kernaussagen vorlagen. Die Praktikerinnen erhoffen sich aus den Studienergebnissen Erkenntnisse und Unterstützung für ihre Arbeit sowie eine Grundlage, auf der Qualitätsindikatoren in der Zukunft erstellt werden können. Eigenes Erfahrungswissen soll mit Hilfe der Studienergebnisse gefestigt oder kritisch betrachtet werden, doch gilt es ebenso, die vorliegenden Studienergebnisse auf Grund des eigenen Wissens zu hinterfragen. Gleichzeitig stellt jedes der Ziele die normale Geburt in den Mittelpunkt der Betrachtung und lädt alle geburtshilflich Tätigen dazu ein, das eigene Handeln dahingehend zu überprüfen, ob es die Gebärenden im natürlichen Vorgang des Gebärens unterstützt oder eher hemmt.

1.1. Vorgeschlagene Ziele

Folgende Ziele werden mit ihren Ergebnissen in der vorliegenden Studie zur Diskussion gestellt:

Ziel 1   Die Rate der Schwangeren ohne Befunde in der Anamnese oder in der vorliegenden Schwangerschaft (Kataloge A und / oder B) liegt über 40%.

Ziel 2   Mindestens 90% aller Schwangeren haben ihren ersten Kontakt mit der Hebamme vor der 31. Schwangerschaftswoche.

Ziel 3   Mindestens 97% aller Schwangeren haben bis eine Woche vor der tatsächlichen Geburt zumindest drei persönliche Kontakte mit der Hebamme vor der Geburt wahrgenommen.

Ziel 4   Bei 99% aller Geburten begleitet die Hebamme nicht als einzige Anwesende die Gebärende.

Ziel 5   Höchstens fünf Prozent der Gesamtmenge sind Gebärende ohne Geburtswehen, denen zu früh (12 Stunden oder länger vor Wehenbeginn) Fruchtwasser abgegangen ist.

Ziel 6   Gebärende mit starken Verzögerungen oder Geburtsstillstand in der Eröff-
          nungsperiode (Eintrag C 82) werden großzügig (zu mindestens 70%) verlegt.

Ziel 7   Bei mindestens 80% aller Erstgebärenden und 95% aller Mehrgebärenden
          ist der Einsatz von Analgetika/Spasmolytika während der Geburt nicht
          erforderlich.

Ziel 8   Bei dem Geburtsbefund pathologische Herztöne (C 77) ist die Wahrschein-
          lichkeit, dass das Neugeborene in die Kinderklinik verlegt wird, nach einer
          außerklinischen Geburt um mehr als die Hälfte niedriger als nach einer
          klinischen Geburtsbeendigung.

Ziel 9   Gebärende mit Übertragung[1] werden mindestens doppelt so häufig sub
          partu verlegt wie die übrigen Gebärenden.

Ziel 10   Mindestens 90% der Erstgebärenden haben eine Spontangeburt.

Ziel 11   Kinder mit einem 5 Minuten Apgar Wert unter 8 machen weniger als 1,5%
          aller Lebendgeborenen aus.

Ziel 12   Die Rate der post partal verlegten Kinder liegt zwischen 2% und 3% aller
          Geburten.

Ziel 13   Die Rate der perinatalen Mortalität liegt unter 2,5 bezogen auf
          1.000 Geburten.

Ziel 14   Mehr als 95% aller Frauen haben keine klinische Problematik nach der
          Geburt.

Ziel 15   Dammrisse, die zu bleibenden Schäden führen können (Dammriss Grad III
          oder IV), treten bei unter 1,0% der Erstgebärenden und bei unter 0,5% der
          Mehrgebärenden auf (bezogen auf die vaginalen Geburten).

Ziel 16   Die Rate der Erstgebärenden nach einer vaginalen Geburt ohne
          Episiotomie und/oder ohne Dammriss Grad III oder IV liegt über 85%.

Ziel 17   Die Differenz zwischen den Dammschnittraten dieser und der nächsten
          Fünf-Jahresstudie entspricht der Differenz zwischen den Sectioraten der
          beiden Fünf-Jahresstudien.

---

(1) Übertragung wird definiert als Überschreitung des errechneten Entbindungstermins um mehr
als 14 Tage.

1.2. Erfassungsgrad der Gesamterhebung

Der Erfassungsgrad der gesamten Erhebung der 54.886 Geburten durch QUAG e.V. seit 1999 lässt sich nur mit einem Annäherungswert von etwa 80% für alle außerklinischen Geburten angeben, da die bundesdeutsche demographische Statistik weder vollständige Erfassung aller Klinikgeburten bereithält noch zu jeder Geburt den geplanten Geburtsort erhebt. Die Frage, wie viele geplant außerklinisch beendete Geburten es jährlich in Deutschland gibt, wird derzeit mit etwa 1,5% aller Geburten beantwortet. Jedoch gibt es keinen Weg, genaue Zahlen zu nennen: Die Standesämter melden jedes geborene Kind, die Krankenhausstatistik sollte alle Geburten von in der Klinik geborenen Kindern melden. Werden alle in der Klinik geborenen Kinder von der Gesamtzahl aller geborenen Kinder abgezogen, sollte nach dieser Berechnung zumindest herauskommen, wie viele Kinder geplant und ungeplant außerhalb der Klinik zur Welt kamen. Dieser Wert entsprach in den Jahren 1999 bis 2003 einem Prozentsatz von etwa 1,4% aller Geburten. Für das Jahr 2004 ist erstmals ein erheblicher Sprung in diesem Wert erkennbar: 1,8% aller Kinder sollten danach außerklinisch zur Welt gekommen sein. Auch wenn dieser Unterschied auf den ersten Blick unerheblich scheint, macht er eine Anzahl von etwa 3.000 Geburten aus, die zusätzlich im Jahr 2004 außerklinisch beendet wurden. Als Folge dieser Rechnung sinkt natürlich der Erfassungsgrad von QUAG e.V., da die Anzahl der erfassten Geburten nicht im gleichen Ausmaß gestiegen ist. Ein Blick auf die Ausfüllanleitung für die Krankenhausstatistik zeigt, dass die Information über die in der Klinik geborenen Kinder gar nicht verwendbar ist: Werden Krankenhäuser innerhalb des Erhebungsjahres oder zwischen dem Erhebungsstichtag und dem Meldetermin geschlossen oder eröffnet, können sie möglicherweise nicht in der Statistik enthalten sein (siehe Statistisches Bundesamt 2004). Ein Abgleich mit der klinischen Bundesstatistik der BQS (bundeseinheitliche Qualitätssicherung mit externen Vergleichen nach § 137 SGB V (Modul 16/1-Geburtshilfe) der Bundesgeschäftsstelle Qualitätssicherung) ist auch nicht möglich, da sie ihrer Erhebung aller Klinikgeburten noch keinen Erfassungsgrad von 100% gibt (siehe auch Schücking et al 2006).

Die Absenkung des Erfassungsgrades ist nur als Artefakt der Krankenhausstatistik zu erklären, denn es liegen keine Anhaltspunkte dafür vor, dass die Anzahl der außerklinisch geborenen Kinder wirklich um 2.840 gestiegen ist, während sich die Anzahl erfasster Geburten um 129 erhöhte und gleichzeitig die Gesamtgeburtenzahl sank. Die geschilderte Problematik, den Erfassungsgrad zu beschreiben, gilt daher auch für die hier betrachtete Teilgruppe der begonnenen Geburtshaus- und Hausgeburten, die die Gesamtgruppe der vorliegenden Studie ausmachen. Über die hier erfassten Jahre ist die Anzahl der teilnehmenden Institutionen stabil bzw. steigend. Die Durchführung der Erhebung (u.a. durch den Einsatz der Landeskoordinatorinnen) garantiert zudem, dass es nicht zu einem Dokumentaionsbias kommt. So sprechen Erhebungsgrad, Stabilität der Geburtenrate und Durchführungsart für eine adäquate Abbildung der außerklinischen Geburtshilfe in Deutschland.

Tabelle 1: Anhaltswerte zum Erfassungsgrad der Erhebung von QUAG e.V.

Jahr	in Deutschland geborene Kinder	davon in Kran- kenhäusern geboren	Differenz (Annahme: nicht erfasste Klinikgeburten sind außerklinische Geburten)	dokumentierte, außerklinisch geborene Kinder
1999	773.862	763.669	10.193 (1,3%)	7.433 = 72,9%
2000	770.053	759.488	10.565 (1,4%)	7.644 = 72,4%
2001	737.360	727.315	10.045 (1,4%)	8.266 = 82,3%
2002	721.950	711.458	10.492 (1,5%)	8.238 = 78,8%
2003	709.420	699.795	9.625 (1,4%)	8.586 = 88,8%
2004	708.350	695.885	12.465 (1,8%)	8.715 = 69,9%

In Deutschland geborene Kinder, inkl. Zwillinge (Statistisches Bundesamt, Meldung der Standesämter); in der Klinik geborene Kinder, inkl. Zwillinge (Statistisches Bundesamt, Krankenhausstatistik); Differenz der beiden Anzahlen bezeichnet möglicherweise die Zahl der außerklinisch geborenen Kinder (Prozent alle in Deutschland geborenen Kinder); in der Erhebung von QUAG e.V. dokumentierte außerklinisch geborene Kinder, inkl. Zwillinge und deren Anteil von den möglicherweise außerklinisch geborenen Kindern. Ein erheblicher Sprung ist zwischen 2003 und 2004 zu erkennen (Erklärung dazu siehe Text)

1.3. Die Studiengesamtgruppe

In der Studiengesamtgruppe sind nur Geburten erfasst, die als außerklinische Geburten geplant waren und von einer der an der Erhebung teilnehmenden Hebamme dokumentiert wurden. Diese Teilnahme konnte jederzeit aufgenommen werden, mit der Verpflichtung, alle danach angenommenen Geburten ausnahmslos zu dokumentieren. Der Ausstieg aus dem Erfassungssystem war auch jederzeit möglich. Eine Verpflichtung zur Dokumentation besteht nur zum Teil (in einzelnen Bundesländern).

Insgesamt wurden 47.453 Geburten in den fünf Jahren (2000-2004) von Hebammen dokumentiert, die als Hausgeburtshebammen oder als Hebammen in verschiedenen Institutionen (wie Hebammenpraxis und Entbindungsheim) oder im Geburtshaus Geburten begleiten. Alle Geburten, die von vorne herein als Klinikgeburten geplant waren, aber von den Hebammen bis zu einem gewissen Geburtszeitpunkt „anbetreut" werden, sind nicht erfasst. Aus der Gesamtmenge wurden nur diejenigen 42.154 Geburten von Einlingen in die Studiengesamtgruppe aufgenommen, die als Hausgeburt oder Geburt im Geburtshaus begonnen haben. Diese beiden Institutionen vereinen auf sich die beiden größten Geburtsmengen in der außerklinischen Geburtshilfe. Damit fielen diejenigen Geburten aus der Gruppe heraus, die zwar als Hausgeburten oder als Geburten im Geburtshaus geplant waren, aber nicht dort, sondern in einer anderen außerklinischen Institution (Entbindungsheim) oder in der Klinik begonnen haben. Dagegen sind alle Geburten von Frauen, die sich während der Schwangerschaft umentscheiden und nun etwa eine Klinikgeburt anstreben, jedoch die Geburt als Hausgeburt oder Geburt im Geburtshaus beginnen, in der hier vorliegenden Studie enthalten. Auch wenige Fälle, in denen die Hebamme gerufen wird und der Gebärenden am außerklinischen Ort bei der Geburt hilft, ohne dass eine außerklinische Geburt jemals geplant war, sind im Studienkollektiv vertreten. Diese Gruppe der – im engeren und weiteren Sinne – nicht geplanten Haus- und Geburtshausgeburten wurde in der Gesamtgruppe belassen, obwohl sie eine relativ hohe kindliche Problematik in sich birgt. Für einen internationalen Vergleich mit anderen Gruppen von geplanten Geburten (zu Hause oder im Geburtshaus) ist diese Gruppe aus der Studiengruppe herauszufiltern.

Somit besteht der erste Filter für die Bildung der Gesamtgruppe aus der Anmeldung bei der außerklinisch tätigen Hebamme („booking based") und der zweite Filter aus dem Ort (zu Hause oder im Geburtshaus), an dem die Geburt tatsächlich begann. Die Gesamtgruppe wird aus zwei Gruppen von Schwangeren gebildet: aus Frauen, die die Geburt zu Hause begonnen haben und aus Frauen, die die Geburt im Geburtshaus begonnen haben. Die Gesamtgruppe wird nach der Methode „intention to treat" analysiert: Die Zugehörigkeit zu einer der beiden Gruppen bleibt bestehen, auch wenn eine Verlegung während der Geburt erfolgt.

Zwischen den einzelnen Jahrgängen bestehen keine großen Fallzahlschwankungen.

1.4. Studiendesign

Die hier vorliegende Studie ist eine retrospektive Kohortenanalyse mit den mit der Analyseart verbundenen Vorteilen und Nachteilen.

Vorteile:
- Die Studie präsentiert die größte zusammenhängende, homogene Kohorte außerklinischer Geburten in der Datenhoheit von Hebammen.
- Für viele Fragen, die bislang nur auf der Basis einer kleinen Studienmenge beantwortet werden konnten, können hier Analysen mit genügend großer Teststärke durchgeführt werden.
- Fehlende Angaben haben bei Abfragen, die eine genügend große Grundmenge betreffen, nicht mehr so viel Gewicht, wie sie es bei den jährlichen Abfragen hatten.

Nachteile:
- Die Teilnahme an der Studie war in den meisten Bundesländern freiwillig, daher handelt es sich nicht um eine Totalerhebung aller begonnenen außerklinischen Geburten.
- Fehlende Angaben sind im System der Datenerhebung kaum zu vermeiden (die elektronische Fassung könnte Vorteile bieten und wird ab 2006 angewandt).
- Die Kohorte hat keine Vergleichsgruppe, die in den wichtigsten Charakteristika übereinstimmt. Trotz unterschiedlicher Bemühungen, ist es bisher noch in

keiner Studie gelungen, eine Vergleichsgruppe mit genügender Größe zusammenzustellen, die sich allein vom Charakteristikum „Wahl des Geburtsortes" unterscheidet.

- Die Studie ist retrospektiv angelegt und kann nicht die Aussagekraft einer randomisierten, kontrollierten Studie für sich beanspruchen.
- Auch wenn ursächliche Zusammenhänge in manchen Punkten erwogen werden, können sie grundsätzlich nicht durch eine Kohortenanalyse bewiesen werden.

Verwendete Methoden
Die handschriftlichen Dokumentationsbögen (siehe Seite 133), die die teilnehmenden Hebammen über die Landeskoordinatorinnen eingereicht haben, wurden mittels SPSS ausgewertet und auf Plausibilität geprüft. Für die vorliegende Studie wurde die Gesamtmenge aller begonnenen Hausgeburten sowie Geburten im Geburtshaus gebildet. Bei Vergleichen zur Parität werden Erstgebärende (ohne Berücksichtigung der vorangegangenen Schwangerschaften, die nicht zu einer Geburt führten) und Mehrgebärende (alle Schwangeren, die nicht erst ihr erstes Kind bekommen) unterschieden. Diese Einteilung lehnt sich an die derzeit übliche Einteilung an. Je nach Fragestellung wurden unterschiedliche Abfragen gestartet: Für die einzelnen Fragestellungen (z.B. Unterkollektive etc.) wurde zuerst jeweils ein „globaler" Signifikanztest durchgeführt (χ^2-Test (Chi-Quadrat-Test), Linear-Trendtest (bei ordinalskalierten Parametern) oder Fisher's exakter Test). Bei einer zu großen Zahl von Zellen mit schwacher Besetzung wurden geeignete Zusammenlegungen vorgenommen. Abhängig von diesen ersten Ergebnissen wurden weitere detailliertere Signifikanzanalysen durchgeführt; oft auch eine Bestimmung der Odds Ratio (OR) mit 95%-Konfidenzintervall (95%-CI) und Signifikanzbestimmung (Mantel-Haenszel). Bei multiplem Testen wurde nach Bonferroni-Holm korrigiert, wobei die p-Werte mit dem Signifikanzniveau $p < 0{,}05$ als signifikant bezeichnet wurden. Die Berechnungen, insbesondere die Prozentangaben, beziehen sich jeweils auf die Fälle mit vorhanden / gültigen Werten für die jeweiligen Parameter, wobei die Zahl der fehlenden / ungültigen Werte (missing) bei einem hohen Anteil ausgewiesen wird.

Immer wieder taucht die Forderung auf, die Vorteile einer außerklinischen Geburt gegenüber einer Klinikgeburt nachzuweisen. Die bisherige Forschungslage lässt folgende Sachverhalte vermuten: Begonnene außerklinische Geburten enden seltener mit einem operativen Eingriff und häufiger mit einem intakten Damm als vergleichbare klinische Geburten. Als Studie mit der besten Aussagekraft wird derzeit eine prospektive, randomisierte Studie angesehen. Dazu müssten sich Schwangere bereit erklären, ihren Geburtsort nach dem Losverfahren zugewiesen zu bekommen. Die beiden so entstehenden Gruppen sollten sich nach Alter, Parität und Komplikationsraten in der Schwangerschaft möglichst wenig unterscheiden. Erst wenn das Outcome in einer dieser beiden Gruppen bedeutend besser ist als in der anderen, könnte von einem Vorteil für eines der untersuchten Geburtsorte gesprochen werden. Doch auch eine geplante prospektive, randomisierte Studie hat ihre Nachteile: Es werden nur Frauen mitmachen, die sich nicht eindeutig für einen bestimmten Geburtsort entscheiden wollen oder können. Das Fehlen der Entscheidungsfreiheit könnte den Ablauf der Geburt beeinflussen (in den meisten Fällen wohl verzögern, da sich die Gebärenden auf die vorgegebene Umgebung einstellen müssen), wie auch Wiegers et al (1996) andeuten. Es ist also nicht verwunderlich, dass Olsen und Jewell (2005) nur eine kontrollierte Studie (Dowswell 1996) finden, die die geplante Hausgeburt und geplante Klinikgeburt gegenüberstellt, und deren Gesamtgruppe lediglich aus insgesamt 11 Frauen besteht. Die Studie war zu klein, um aus den Ergebnissen Schlüsse ziehen zu können (Olsen und Jewell 2005).

Olsen und Jewell (2005) plädieren dafür, dass eine ausreichend große Studie unternommen wird, damit Schwangere eine wirkliche Entscheidungsgrundlage bekommen. Sie rufen die Frauen auf, an einer solchen Studie teilzunehmen. Grundsätzlich kann darüber nachgedacht werden, ob ein solcher Vergleich der Geburtsorte überhaupt sinnvoll ist. Geht es nicht zunächst darum, jede Geburtsmöglichkeit genauer zu beschreiben, um die Vergleichbarkeit zu prüfen und Entscheidungen auf eine solide Basis zu stellen? In den bisherigen Versuchen, die beiden Geburtsorte zu vergleichen, fällt auf, dass die Vergleichsgruppe, die Klinikgeburt, nicht ebenso detailliert charakterisiert wird wie die Studiengruppe selbst. Im Grunde gibt es „die Klinikgeburt" nicht – jede Klinik hat ihre „hauseigene" Geburtshilfe, dies gilt jedoch im gleichen Maße wohl für jede Hausgeburts-Hebamme und für jedes Geburtshaus-team. Es ist an der Zeit, die künstlich hochgezogenen Mauern zwischen den beiden Bereichen abzubauen, denn für die einzelne Gebärende stellen sie die wirklichen Hindernisse dar: Durchläuft nicht fast jede werdende Mutter außerklinische und klinische Phasen? Sollte nicht in diesem Sinne auch ganzheitlich gedacht werden? Die engere Verknüpfung im Sinne eines guten Informationsaustausches zwischen (außerklinischer) Vorsorge, Behandlung von Notfällen in der Klinik und außerklinischer Nachsorge im Wochenbett würde manche Komplikation verhindern. Ist es nicht vielmehr so, dass die Vielfalt der Geburtsorte zu erhalten ist, damit Frauen die Entscheidungsfreiheit er- bzw. behalten? Daher verfolgt diese Studie die Frage (die bereits Declercq und Stotland (2002) für die USA zu beantworten suchten), ob die außerklinische Geburt für diejenigen Frauen, die sich dafür entscheiden, eine sichere Geburtsmöglichkeit darstellt und legt ein möglichst genaues Datenmaterial vor.

Zur Frage, ob eine außerklinische Geburt eine gute Entscheidung für Erstgebärende ist, geben Wiegers et al (1996) erste Antworten für die Niederlande. Generell ist es schwer, das richtige Vergleichskollektiv zu finden. Mehrgebärende und ihre Kinder haben es durchschnittlich leichter mit der Geburt als Erstgebärende und ihre Kinder – vollkommen unabhängig vom Geburtsort. Dementsprechend ist ein Vergleich etwa zur Verlegungs- oder Dammschnittrate zwischen den Paritäten in der außer-klinischen Geburtshilfe nicht als höheres „Risiko" der Erstgebärenden an diesem Geburtsort zu werten. Die Darstellung getrennt nach Parität erfolgt nur, um herauszufinden, ob etwa ein Trend über die Jahre lediglich an der veränderten Zusammensetzung der Gesamtmengen hinsichtlich der Paritäten zustande kam.

1.5. Literaturübersicht

Da angenommen werden muss, dass sich die sozialen, demographischen und medizinischen Umstände – nicht unbedingt die Art der außerklinischen Geburtshilfe – in den vergangenen 40 Jahren wesentlich verändert haben, wird an dieser Stelle nicht auf Studien eingegangen, die Ergebnisse von außerklinischen Geburten darstellen, die vor Mitte der 80er Jahre erhoben (und teilweise später publiziert) wurden, wie van Alten et al (1989), Burnett et al (1980), Campbell et al (1984), Chapman et al (1986), Crotty et al (1990), Declercq (1984), Durand (1992), Ford et al (1991), Goldenberg et al (1983), Hinds et al (1985), Mehl et al (1977), Schramm et al (1987), Scupholme et al (1987), Shearer (1985), Shy et al (1980), Simmons et al (1983), Tew (1986), Tyson (1991) oder Woodcock et al (1990). Ebenso wurden keine Studien berücksichtigt, die eine Geburtssituation in der Klinik untersuchen, die eine Hausgeburt oder eine Geburt im Geburtshaus simuliert, wie MacVicar et al (1993) und weitere, in den Reviews von Hodnett ED et al (2005) sowie von Hatem et al (2004) aufgeführten Studien. Dabei stellte die Studie von Hundley et al (1994) einen Grenzfall dar, der jedoch auch ausgeschlossen wurde, da die Mehrheit der bundesdeutschen Geburtshäuser keine vergleichbar direkte Verbindung zum Krankenhaus hat. Entscheidungen über die Hinzuziehung weiterer professioneller Hilfe oder über die Verlegung werden in einer solchen Institution anders ausfallen. Weiterhin wird nicht auf Studien eingegangen, die wie bei McKenna und Matthews (2003) zwar das Thema außerklinische Geburt behandeln, aber nur sehr eingeschränkte Indikatoren benutzen (in diesem Fall: Abfragen lediglich zur Mortalität von Kindern über 2.500g).

Judith Rooks war federführend an der National Birth Center Study beteiligt, welche die Kontakte zur Hebamme in der Schwangerschaft, die Geburtshilfe und die Zeit bis vier Wochen nach der Geburt von 11.814 Frauen darstellt. Alle Studienteilnehmerinnen haben in der Zeit von Mitte 1985 bis 1987 ihr Kind zur Welt gebracht, 84 Geburtszentren in der gesamten USA waren an der Studie beteiligt. Diese Geburtszentren sind nicht mit den bundesdeutschen Geburtshäusern zu vergleichen, da sie nicht allein von (examinierten) Hebammen geleitet werden. Von etwa 160 Geburtszentren, die in der betreffenden Zeit in der USA Geburtshilfe angeboten haben, lagen die Adressen von 134 der an der Studie beteiligten National Association of Childbearing Centers vor. Alle 134 Zentren wurden angeschrieben, 84 Geburtszentren fanden sich bereit, eine lückenlosen Dokumentation abzuliefern und den Kontrollen durch die Studienleitung zuzustimmen. Die Leitung der Zentren hatten überwiegend examinierte Krankenschwestern mit Hebammenexamen (nurse-midwives) (60 Fälle), in manchen Fällen FrauenärztInnen oder auch Hebammen ohne anerkanntes Examen (lay midwives).
Alle Schwangeren, die sich dort für eine Geburt anmeldeten, stimmten der Erfassung zu. Die Datendokumentation verlief in vier Schritten: Der erste Teil mit demographischen Angaben und Informationen zur Anamnese und Schwangerschaft wurde beim ersten Besuch der Schwangeren ausgefüllt. Der zweite Teil wurde dokumentiert,

wenn die Gebärende zur Aufnahme kam oder wenn bekannt wurde, dass sie einen anderen Geburtsort gewählt hatte. Der dritte Teil lieferte den Bericht der Geburt, die im Geburtszentrum begonnen wurde, und der vierte fragte nach dem Befinden von Mutter und Kind und der Zufriedenheit der Mütter mit der Art der Geburtshilfe. Abgefragt wurden u.a. 29 Punkte zu Komplikationen während und nach der Geburt, die in einen Schweregrad von 1 bis 3 zu differenzieren waren. Sie sollten im Verlegungsfall auch die Dringlichkeit verdeutlichen (Rooks et al 1989).

Wiegers et al (1996) vom Netherlands Institute of Primary Health Care in Utrecht unternahmen eine prospektive Studie, in der 1.836 Frauen (870 Erstgebärende, 996 Mehrgebärende) einbezogen waren, die als „low risk" eingestuft wurden und betrachteten das Outcome in Bezug auf den sozialen, anamestischen und geburtshilflichen Hintergrund der beiden Gruppen (gewünschte Hausgeburt versus gewünschte Klinikgeburt). Zuvor waren über die 97 behandelnden Hebammen 2.301 Schwangere in Gelderland, Niederlande, kontaktiert worden. Genau 294 Frauen wurden vor Wehenbeginn wegen Komplikationen in der Schwangerschaft an Geburtshelfer überwiesen und schieden dadurch aus der Studienkohorte aus. Bei 171 Wöchnerinnen war es im Nachhinein nicht möglich, die Dokumentation der Geburt zu erhalten, und dadurch konnten diese zwangsläufig nicht weiter ausgewertet werden. 1.140 von ihnen planten eine Hausgeburt und 696 Frauen wollten in der Klinik gebären. Als Ziel einer jeden Hilfe bei der Geburt wurde festgelegt, dass „a maximal healthy mother and baby" mit „minimal intervention" erreicht wurde. Für Erstgebärende wurde kein Unterschied im Outcome festgestellt, für Mehrgebärende erschien die Hausgeburt als vorteilhaftere Geburtsmöglichkeit.

Jean Davies (research midwife, Newcastle, GB) et al (1996) befragten im Jahr 1993 in einem prospektivem Studiendesign 251 Schwangere, die eine Hausgeburt planten, mittels versandter Fragebögen zu ihren Geburtserfahrungen. Die Zahl ist so klein, dass die Ergebnisse keine validen Anhaltspunkte geben können. Dennoch werden sie in der vorliegenden Studie als Informationen dargestellt.

Bastian et al (1998) untersuchten die kindlichen Todesfälle im Zusammenhang mit der Hausgeburt in Australien. Sehr viel Sorgfalt und Energie wurde aufgewendet, um möglichst alle Todesfälle für die Jahre 1985 bis 1990 zu erfassen. Eine deutlich höhere Mortalitätsrate als in der Gesamtstatistik (deren Glaubwürdigkeit wiederum nicht in Frage gestellt wird) und als in Hausgeburtkollektiven anderer Länder wurde registriert. Die australische Definition für „perinaltal death" geht zwar über die in Deutschland übliche Definition (der WHO) hinaus und schließt Todesfälle bis zu 28 Tage nach der Geburt mit ein, doch werden auch die Todesfälle nach der Definition der WHO genannt. Es werden in der vorliegenden Studie die australischen Ergebnisse genannt, wobei aber nochmals auf die Unterschiede von Australien zu anderen Ländern hingewiesen wird (Hausgeburten werden dort auch von „medical practitioners" durchgeführt, Transportwege sind erheblich weiter, Hausgeburt ist in manchen Gegenden keine Option, sondern die einzige Möglichkeit, ein Kind zur Welt zu bringen).

Der „Report of a structured review of birth centre outcomes, December 2004 / revised July 2005" im Auftrag der Maternity Research Group sollte für Großbritannien die Frage klären, ob das selbstständige oder an eine Institution gebundene Geburtszentrum die Einrichtung ist, die das klinische, psychosoziale und ökonomische "outcome" bei normal verlaufenden Schwangerschaften für Mutter und Kind positiv gestaltet (Stewart et al 2005). Es werden insbesondere die Lücken in der Forschung und die Qualität der bisherigen Studien beklagt. Von allen erreichbaren englischsprachigen Studien, darunter auch David et al (1999) für die deutschen Geburtshäuser aus der Zeitspanne 1992–1994, werden Einstufungen nach Evidenzlevel vorgenommen und verschiedene Outcome-Endpunkte gegenübergestellt (wie Verlegungsrate, Geburtsmodus oder Apgar-Werte). Eine randomisierte Studie wird gefordert. Der Bericht unterscheidet zwischen selbstständigen und an eine Institution gebundene Geburtszentren – im Folgenden wird nur auf die Ergebnisse zu selbstständigen Geburtszentren eingegangen.

Kenneth Johnson und Betty-Anne Daviss (2005) untersuchten in der wohl bisher größten nordamerikanischen prospektiv angelegten Studie zu Hausgeburten („Outcomes of planned home births with certified professional midwives: large prospective study in North America") insgesamt 5.418 geplante und auch noch bei Wehenbeginn gewünschte Hausgeburten mit insgesamt 409 examinierten Hebammen in den USA und Kanada im Jahr 2000 und stellten sie einem klinischen „low-risk" Kollektiv gegenüber, welches bereits für andere Studien erhoben worden war. Auch wenn – wie bereits betont – die nordamerikanische von der deutschen außerklinischen Geburtshilfe angefangen von der politischen Unterstützung über den Krankenversicherungsstatus bis hin zur ethnischen Zusammensetzung der Klientel abweicht, werden die relevanten Zahlen den bundesdeutschen gegenübergestellt.

Ackermann-Liebrich et al (1996) vergleichen 489 Schwangere, die eine Hausgeburt planten, mit 385 Schwangeren, die eine Klinikgeburt planten, in einem matched pairs Studiendesign. Die Erhebung fand 1989 bis 1992 im Kanton Zürich statt. Da die Studiengruppen zu klein sind, um klare Aussagen zur perinatalen Sterblichkeit zu machen, wurden die Raten der Eingriffe, die größere Fallzahlen liefern wie Geburtsverletzungen, erhöhter Blutverlust und Morbidität, verglichen. Sie fanden keine Anhaltspunkte, die auf ein nachteiliges Outcome in der Hausgeburtsgruppe hinwiesen. In der vorliegenden Studie werden die Ergebnisse mit vorgestellt, doch ist die Gruppengröße der Hausgeburtsgruppe zu klein, um Unterschiede zu den deutschen Ergebnissen darstellen zu können.

Bässler-Weber hat in ihrer medizinischen Dissertation aus dem Jahr 2002 genau 1.230 begonnene Hausgeburten in Baden-Württemberg, dokumentiert von insgesamt 30 Hebammen, aus den Jahren 1992–1995 prospektiv begleitend erhoben, jährlich gesammelt, analysiert und 269.705 relativ befundfreien Klinikgeburten („low-risk") gegenübergestellt. „Low-risk" bedeutete in diesem Fall: Aus der Gesamtzahl der 424.304 Klinikgeburten in Baden-Württemberg aus den Jahren 1992–1995 wurde ein Kollektiv gebildet, welches weder Frühgeburten unterhalb der vollendeten 37. Schwangerschaftswoche noch Schwangere mit behandlungsbedürftigen Befunden in der Schwangerschaft enthielt (Allgemeinerkrankungen, Diabetes mellitus oder Gestationsdiabetes, Plazenta praevia, Mehrlinge, Hydramnion, Oligohydramnie, Plazentainsuffizienz, Hypertonie und Eiweißausscheidung). Die Autorin resümiert, dass für zu Hause geplante und dort auch begonnene Geburten gegenüber einem in etwa vergleichbaren Kollektiv von Klinikgeburten keine erhöhte Komplikationsrate zu verzeichnen ist. Es gäbe zudem wesentliche Vorteile dieser Art außerklinischer Geburt, die nicht mit dem Datenmaterial abgebildet werden können (Bässler-Weber 2002: 157). Auch wenn es sich um ein kleines Kollektiv handelt, sind Abfragen, die höhere Prozentergebnisse liefern (in der Höhe von etwa 25%) durchaus aussagekräftig und werden den hier vorgestellten Ergebnissen gegenübergestellt.

Bässler-Weber (2002: 15) stellt in derselben Arbeit die Ergebnisse der bis 1999 erschienenen Studien zur deutschen außerklinischen Geburtshilfe zusammen und errechnet aus den Ergebnissen der insgesamt 30.463 Geburten die Durchschnittswerte, die in der vorliegenden Studie ebenfalls genannt werden, um möglichst umfassend die Daten zu außerklinischen Geburten in Deutschland zu berücksichtigen. Dabei handelt es sich zum einen um die erste Dokumentation aller 3.995 begonnenen Hausgeburten in Niedersachen 1995–1998, nachdem es für niedersächsische Hebammen Pflicht wurde, jede außerklinische Geburt mit einem Dokumentationsbogen offiziell zu melden und dem Zentrum für Qualität und Management im Gesundheitswesen, einer Einrichtung der Ärztekammer Niedersachsen, zuzusenden (Schumann et al 2000). Zum anderen fließen 855 begonnene Hausgeburten aus dem Raum München 1981–1987 ein (Sack 1993) sowie 2.474 begonnene Hausgeburten in Bayern aus den Jahren 1989–1995 ein (Milenovic-Rüchardt et al 1996). Zudem berücksichtigt die Autorin 1.448 außerklinische Geburten in Hessen (begonnene Geburten zu Hause und im Geburtshaus) aus den Jahren 1994 und 1995 (Dangel -Vogelsang et al 1997) sowie die ersten bundesweiten Erhebungen von 21.691 begonnenen außerklinischen Geburten aus den Jahren 1996–1999 (Neumeyer 1998, 2000 und 2001). Um möglichst Doppelnennungen von Ergebnissen, erhoben an derselben Studiengruppe, zu vermeiden, wird im Folgenden nicht gesondert auf die Ergebnisse von David (David et al 1998, 1999 2002, 2003, 2004, 2006) eingegangen – dies soll einer weiteren Publikation vorbehalten sein, die sich speziell mit der Geburtshilfe in deutschen Geburtshäusern beschäftigt.

Olsen (1997) unternahm den Versuch, durch eine Metaanalyse zur Sicherheit der Hausgeburt im Vergleich zur Klinikgeburt Klarheit zu schaffen. Er fand sechs Studien aus Australien, Amerika und Europa, die eine Gegenüberstellung der beiden Geburtshilfearten erlaubten. Insgesamt gingen 24.092 Schwangere ohne schwerwiegende Befunde („primarily low-risk pregnant women") in die Metaanalyse ein, davon zählen zur Studiengruppe etwa 4.000 Frauen, die eine Hausgeburt geplant oder begonnen haben. Der Erhebungszeitraum der sechs Studien erstreckte sich über die Jahre 1971 bis 1991. Auch wenn die Darstellung in Odds Ratios die Auswirkungen der allgemeinen Verbesserung der Morbiditätsraten vernachlässigen kann, ist die Problematik der kleinen Zahlen (in Bezug auf den Endpunkt Perinatale Mortalität) und die Unterschiede in der Definition von Perinataler Mortalität (ab welcher Schwangerschaftswoche oder welcher Gewichtsklasse bis zu welchem Tag nach der Geburt?) kaum einzudämmen. Bei den Outcome-Ereignissen, bei denen jeweils eine größere absolute Anzahl erreicht wird wie bei den problematischen Apgarwerten nach 5 Minuten oder Geburtsverletzungen, stimmen die Ergebnisse der sechs Studien überein. Olsen bewertet diese Ergebnisse, die in beiden Fällen positiv für die Hausgeburten auszulegen sind, zurecht als vertrauenswürdiger als das Ergebnis zur Perinatalen Mortalität, welches ebenfalls zu Gunsten der Hausgeburt ausfällt, jedoch nicht das Signifikanzniveau erreicht. Ob Hausgeburtshilfe selbst oder die Gesundheit derjenigen Schwangeren, die die Entscheidung über den Geburtsort gefällt haben, diese positiven Werte erzeugten, kann nicht entschieden werden. Olsen resümiert zurecht: „It cannot be concluded, however, that home environment causes the birth to be safe." Gleichzeitig ist jedoch die Ansicht widerlegt, die Klinik würde in jedem Fall die bessere Geburtsalternative anbieten.

Studien zur außerklinischen Geburt auf der Grundlage demographischer Statistiken können in der Regel nur vom tatsächlichen Geburtsort ausgehen und betrachten damit auch alle Geburten von Frauen, die nie außerklinisch gebären wollten, sondern von den Wehen überrascht wurden. Gerade aus dieser Gruppe wird eine hohe Rate an Morbidität und Mortalität gemeldet. Für einen internationalen Vergleich ist somit zunächst ein Abgleich zu fordern, der berücksichtigt, an welchem Ort die Geburt geplant ist und wo sie tatsächlich beginnt. Hierin unterscheiden sich die betrachteten Studien erheblich und machen eine Metaanalyse, wie sie Olsen (1997) durchgeführt hat, fast unmöglich.

Relevante Gruppengrößen der vorliegenden Studie

Hier sind verschiedene Gruppengrößen aufgelistet, auf die im Weiteren immer wieder Bezug genommen wird.

Grundmenge:	42.154 Geburten, begonnen im Geburtshaus oder als Hausgeburt
Besondere Teilmenge:	1.036 Geburten, die ungeplant außerklinisch beendet wurden

Tabelle 2: Verteilung der Geburten nach Jahrgängen, Anteil der Geburten nach Jahrgängen und Institution, in der sie begonnen wurden

Jahr	Grundmenge n= 42.154 Geburten	Hausgeburtskollektiv n= 22.202 Geburten	Geburtshauskollektiv n= 19.952 Geburten
Geburten 2000	7.918	4.252	3.666
Geburten 2001	8.453	4.576	3.877
Geburten 2002	8.475	4.361	4.114
Geburten 2003	8.489	4.360	4.129
Geburten 2004	8.819	4.653	4.166

Geburten nach Institution, in der die Geburt begonnen hat (% der Grundmenge):
22.202 Hausgeburten (52,4%)
19.952 Geburten im Geburtshaus (47,6%)

Parität (% der Grundmenge):
14.881 Erstgebärende (35,8%)
27.264 Mehrgebärende (64,7%)
(9 Angaben zur Parität fehlen)

Parität (% begonnener Hausgeburten):
5.358 Erstgebärende (24,1%)
16.837 Mehrgebärende (75,9%)
(7 Angaben zur Parität fehlen)

Parität (% begonnener Geburten im Geburtshaus): 9.523 Erstgebärende (47,7%)
10.427 Mehrgebärende (52,3%)
(2 Angaben zur Parität fehlen)

2. Vor der Geburt

Alle bislang betrachteten Studiengruppen zur außerklinischen Geburt unterscheiden sich nicht nur hinsichtlich sozio-demographischer, sondern auch hinsichtlich gesundheitlicher Faktoren. Um einen Vergleich zur nächsten Fünf-Jahres Studiengruppe in Deutschland zu ermöglichen, werden zunächst die beiden Teilgruppen (begonnene Hausgeburten und begonnene Geburten im Geburtshaus) genauer betrachtet. Dabei interessiert besonders ihr jeweiliger Anteil an Erstgebärenden und Mehrgebärenden sowie die Altersstruktur in den beiden Institutionen.

Befunde in der Anamnese und in der bestehenden Schwangerschaft, die dem Dokumentationsbogen (siehe Seite 133) zu entnehmen sind. bilden ein „Befundprofil", welches auch für einen späteren internationalen Vergleich nützlich ist. Die Gruppe der Frauen, die eine außerklinische Geburt beginnen, sollte ein „low-risk"-Kollektiv sein – darauf richtet sich das erste Ziel der hier vorliegenden Studie.

Der Kontakt zur Hebamme ist für die Entscheidung, welcher Geburtsort bei welcher gesundheitlichen Ausgangslage der beste ist, für die einzelne Schwangere von großer Bedeutung. Gleichzeitig ermöglicht der persönliche Kontakt es den Hebammen, die Voraussetzungen der Schwangeren und des Ungeborenen, mit denen sie eine außerklinische Geburt beginnen, besser einzuschätzen. Daher richtet sich das zweite Ziel der Studie auf einen ausreichenden Kontakt zwischen Schwangerer und Hebamme vor der Geburt.

2.1. Schwangere entscheiden sich für die Geburt Zuhause oder im Geburtshaus

Bislang wurde noch kein „Profil" einer typischen Schwangeren, die sich für die Geburt im Geburtshaus entscheidet, gegenüber derjenigen, die sich für eine Hausgeburt entscheidet, erstellt. Erste Anhaltspunkte geben folgende Daten aus der Studie *„Außerklinische Geburt in Deutschland. German Out-Of-Hospital Birth Study 2000-2004"*:

Gruppengrößen
Für das Geburtshaus bzw. für die Hausgeburt entscheiden sich in etwa gleich viele Frauen. Die beiden Gruppen (Schwangere, die eine Hausgeburt und diejenigen, die eine Geburt im Geburtshaus beginnen) sind in etwa gleich groß: 22.202 Frauen (52,4% der Gesamtgruppe) beginnen eine Hausgeburt, 19.952 (47,6%) beginnen die Geburt im Geburtshaus.

Parität und Institution

Erstgebärende tendieren stärker zum Geburtshaus, Mehrgebärende wählen öfter die Möglichkeit der Hausgeburt.

In der Gesamtgruppe der 42.154 Schwangeren sind wesentlich weniger Erstgebären-de (35,8%) als Mehrgebärende (64,7%) vertreten: die Gesamtgruppe umfasst 14.881 Erstgebärende und 27.264 Mehrgebärende. Unter Mehrgebärenden werden alle Schwangeren verstanden, die nicht ihr erstes Kind bekommen. Dieser Unterschied geht auf die Hausgeburtsgruppe zurück: 24,1% dieser Gruppe sind Erstgebärende und 75,9% dagegen Mehrgebärende. Im Geburtshaus sind Erstgebärende wesentlich stärker vertreten: 47,7% Erstgebärende entgegen 52,3% Mehrgebärende. Das Ge-burtshaus zieht mehr Erstgebärende an als die Hausgeburt: 64,0% aller Erstgebären-den wählen das Geburtshaus, demgegenüber sind 61,8% aller Mehrgebärenden in der Hausgeburtsgruppe zu finden.

Verteilung der Parität in der vorliegenden Studie

■ Erstgebärende   ■ Mehrgebärende

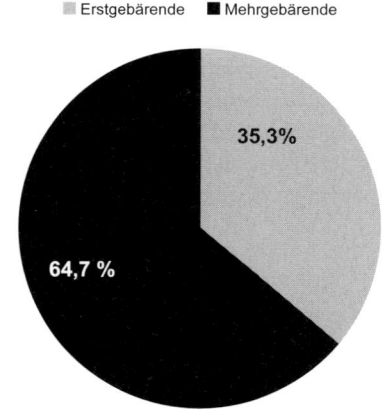

Abbildung 1: Verteilung der Parität in der vorliegenden Studie
Anteil von Erst- und Mehrgebärenden an der Studiengruppe (n= 42.154)

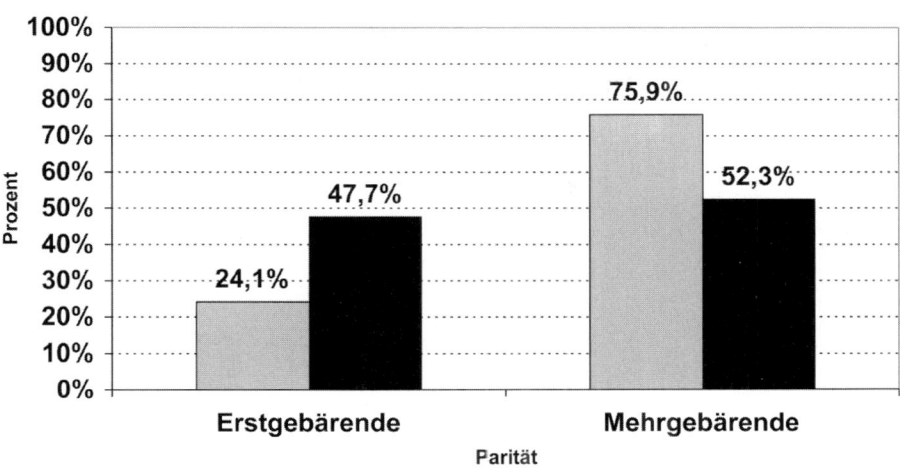

Verteilung der Parität in der vorliegenden Studie

Hausgeburt ■ Geburtshausgeburt

Abbildung 2: Verteilung der Parität in der vorliegenden Studie nach Institution
Erst- und Mehrgebärende der Studiengruppe nach Institution (Prozente beziehen sich auf alle begonnenen
Hausgeburten (grau) mit n= 22.202 und alle im Geburtshaus begonnenen Geburten (schwarz) mit
n= 19.952)

Alter und Institution
Sowohl die Erst- als auch die Mehrgebärenden sind im Geburtshaus etwas jünger als
in der Hausgeburtsgruppe.
Da der Anteil der Mehrgebärenden in der Hausgeburtsgruppe höher liegt als in der
Gruppe der Frauen, die die Geburt im Geburtshaus beginnen, sind in der Hausgeburtsgruppe vermehrt über 30-jährige Frauen zu finden. Von allen Frauen zwischen
30 und 34 Jahren beginnen mehr als die Hälfte eine Hausgeburt, im Alter von 35
bis 39 Jahren sind es bereits 60%, die eine Hausgeburt beginnen, und bei den über
39-Jährigen sind etwa 65% in der Hausgeburtsgruppe zu finden. Das durchschnitt-
liche Alter (Mittelwert) liegt in der Studiengruppe bei 32 Jahren, in der Hausgeburt
bei 33 Jahren und im Geburtshaus bei 31 Jahren. Wird jedoch nach Parität differenziert, verschwindet dieser Unterschied im Mittelwert: In beiden Gruppen liegen die
Durchschnittswerte für die Erstgebärenden bei 30 Jahren und für die Mehrgebärenden bei 33 Jahren. Wird der Anteil der 35 bis 39-Jährigen (sowohl Erst- als auch
Mehrgebärende) in der Hausgeburtsklientel betrachtet, so liegt er etwas höher als in
der Klientel des Geburtshauses (siehe Abbildungen 3 und 4).

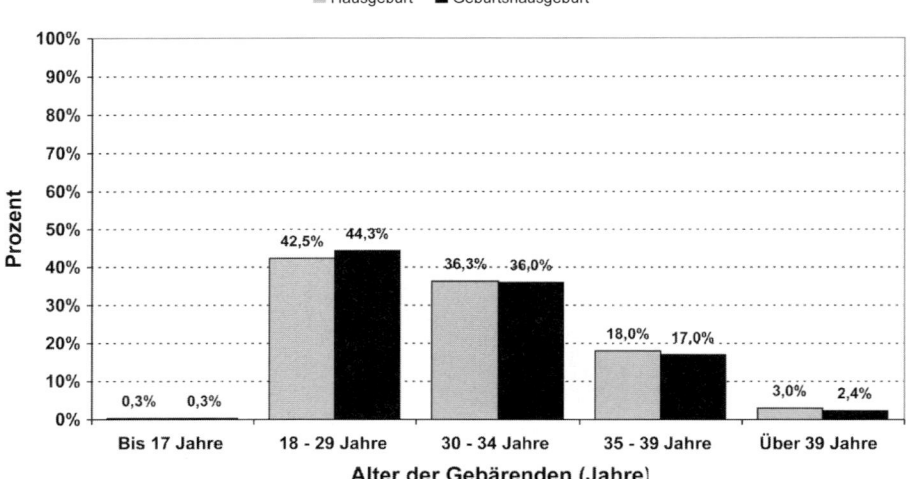

Erstgebärende: Begonnene Haus-/ Geburtshausgeburten

Abbildung 3: Begonnene Hausgeburt bzw. Geburt im Geburtshaus bei Erstgebärenden
Erstgebärende nach Institution und Altersgruppen, Prozentangaben bezogen auf alle Erstgebärenden in
der Hausgeburtsgruppe (grau) sowie auf alle Erstgebärenden, die die Geburt im Geburtshaus begonnen
haben (schwarz)

30

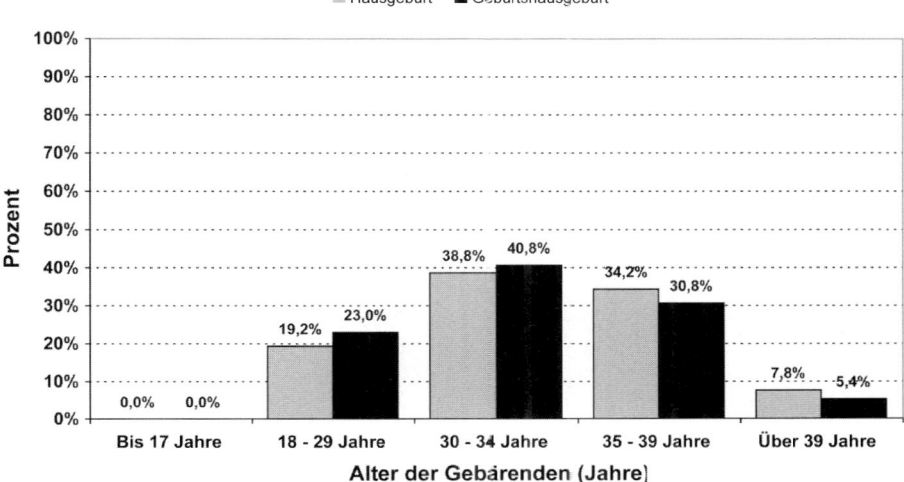

Mehrgebärende: Begonnene Haus-/ Geburtshausgeburte

▨ Hausgeburt   ■ Geburtshausgeburt

Abbildung 4: Begonnene Hausgeburt bzw. Geburt im Geburtshaus bei Mehrgebärenden
Mehrgebärende nach Institution und Altersgruppen, Prozentangaben bezogen auf alle Mehrgebärenden in
der Hausgeburtsgruppe (grau) sowie auf alle Mehrgebärenden, die die Geburt im Geburtshaus begonnen
haben (schwarz)

Zusammenfassend lässt sich zum Vergleich der Klientel des Geburtshauses und der
Hausgeburt feststellen: Für eine Geburt im Geburtshaus bzw. für die Hausgeburt entscheiden sich etwa gleich viele Schwangere. Erstgebärende bevorzugen das Geburtshaus, für Mehrgebärende ist eher die Hausgeburt interessant. Die Schwangeren, die
ins Geburtshaus gehen, sind etwas jünger als die Schwangeren in der Hausgeburtsgruppe.

31

2.2. Befunde in der Schwangerschaft

Ziel 1:

Die Rate der Schwangeren ohne Befunde in der Anamnese oder in der vorliegenden Schwangerschaft (Kataloge A und / oder B) liegt über 40%

Mit den Katalogen A (für die Anamnese) und B (für die vorliegende Schwangerschaft) liegen den Hebammen in Deutschland Kriterien vor, die die Einstufung der Schwangeren nach ihrem „Risiko" erlauben sollen. Bislang haben noch keine Hebammen, sondern lediglich ärztliche Geburtshelfer an der Erstellung und Modifikation dieser Kataloge im Mutterpass mitgearbeitet. Die Auswahl und Gewichtung der Befunde ist daher nicht im gemeinsamen Bemühen von Hebammen und ÄrztInnen entstanden, einerseits diejenigen Schwangeren mit Bestimmtheit herausfiltern zu können, die einer speziellen ärztlichen Hilfe bedürfen, und andererseits eine möglichst große Anzahl an Schwangeren einem „low risk" Kollektiv eindeutig zuzuweisen. Ein solche Grundlage besitzt bspw. die sogenannte „Kloosterman Liste" für die Niederlande, die mehr als 30 Prozent aller Schwangeren zu „low risk" erklärt. Die deutschen Kataloge beruhen nicht – im Gegensatz auch zu den NICE-Richtlinien in Großbritannien – auf evidenzbasierten Erkenntnissen. QUAG e.V. empfiehlt dringend die Überarbeitung (Kürzung auf relevante Befunde) bzw. die Erstellung eines eigenen Katalogs, doch können die bestehenden Kataloge (siehe Seite 134) nicht ignoriert werden, da die gemeinsame Analyse mit klinischen Geburten möglich bleiben soll.

Trotz der bekannten Ungenauigkeit in den Katalogen, trotz der Doppelnennungen, Auslassungen und fehlenden Schweregradeinteilungen, die die Bewertung der Ergebnisse fast unmöglich machen, stellt QUAG e.V. einen Anhaltswert für die außerklinische Geburtshilfe auf: 40% aller Schwangeren sollen nach den Einträgen in beiden Katalogen befundfrei sein. Angelehnt wurde diese Zielbeschreibung an die tatsächlichen Ergebnisse der vorliegenden Studie: Genau 44,4% aller Schwangeren haben keinen Befund eingetragen.

Im Folgenden sollen die Ergebnisse direkt zur Zielvorgabe und die Charakteristika der Studiengruppe in Bezug auf die Schwangerschaft dargestellt werden. Eine besondere Rolle spielt dabei das Alter der Schwangeren: Die außerklinische Klientel verzeichnet einen höheren Prozentsatz an Schwangeren über 35 Jahre als die klinische Perinatalerhebung. Daher muss zunächst die Frage gestellt werden, ob das höhere Alter eine notwendige, aber nicht ursächliche Begleiterscheinung (als Zeitfaktor) darstellt oder ob der Alterungsprozess als solcher mit der Häufung von Befunden verbunden ist. Eine derartige Beweisführung kann auch die vorliegende Studie nicht leisten. Vielmehr werden möglichst genaue Angaben vorgelegt, wie viele Gebärende in der Klientel tatsächlich über 35 Jahre alt sind, in wiefern sich

ein Unterschied zur klinischen Perinatalerhebung darstellt und wie oft dieser Faktor ohne weitere Einträge in den beiden Katalogen der Studie *„Außerklinische Geburt in Deutschland. German Out-Of-Hospital Birth Study 2000-2004"* vorkommt.
Ein Überblick über Häufigkeiten, getrennt nach Anamnese und derzeitiger Schwangerschaft, wird anschließend gegeben. Grundsätzlich ist anzumerken, dass fast alle näher untersuchten Kategorien in Katalog A, die auch in der klinischen Bundesauswertung eine Rolle spielen, in der Außerklinik seltener vorkommen als in der klinischen Bundeserhebung. Dabei sind Mehrgebärende häufiger in der außerklinischen Klientel als in der klinischen Klientel vertreten – und nur sie könnten potentiell Zustände nach Frühgeburt, nach Mangelgeburt, nach Totgeburt, nach Sectio, nach HELLP, nach Eklampsie sowie Komplikationen in Zusammenhang mit der vorausgegangenen Geburt erlebt haben. Daraus lässt sich ableiten: Frauen, die eine Geburt außerhalb des Krankenhauses planen und beginnen, sind überdurchschnittlich gesund. Nochmals sei betont, dass diese Feststellung nur auf den abgefragten Kriterien beruht und keine generelle Aussage über alle Aspekte der psychischen und physischen Gesundheit der Schwangeren macht.

Studienergebnisse

Zur Zielvorgabe
Wie erwähnt trifft die Befundfreiheit sowohl in der Anamnese als auch in der bestehenden Schwangerschaft für 44,4% oder 18.723 aller 42.154 Schwangeren zu. Die Zielvorgabe wurde auf 40% festgelegt.

Trend über die Jahre
Werden alle Einträge in den Katalogen A und B betrachtet, so fällt eine Verringerung des befundfreien Anteils über die Jahre auf, sowohl bei den Hausgeburten als auch im Geburtshaus (Linear Trendtest für beide Institutionen: $p < 0,001$).

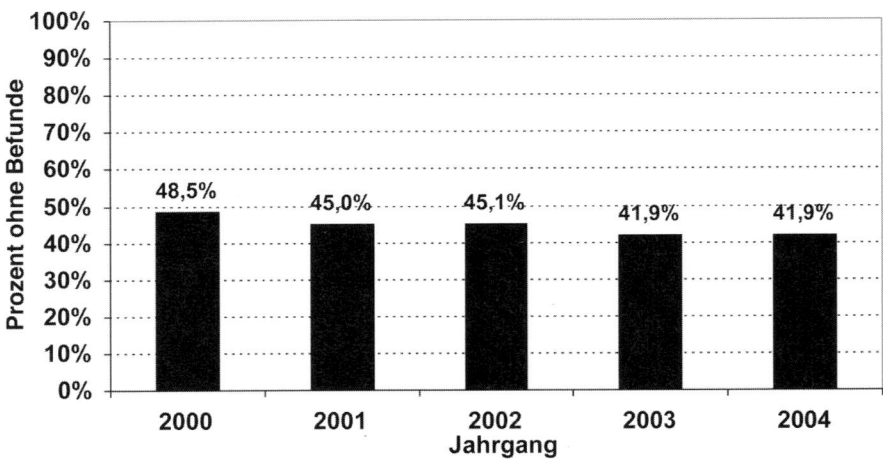

Begonnene Haus-/ Geburtshausgeburten

■ Keine Befunde nach Katalog A und B

Abbildung 5: Anteil der Schwangeren ohne Befund nach Katalog A und / oder B nach Jahren Grundmenge: n= 42.154 (alle begonnenen Haus- und Geburtshausgeburten). Prozentzahlen beziehen sich auf die jeweiligen Grundmengen der Jahrgänge.

Differenzierung nach Institution
Werden die befundfreien Geburten nach Institution getrennt betrachtet, so haben 40,6% der begonnenen Hausgeburten (mit einem höheren Anteil an Mehrgebärenden) und 48,7% der Geburten im Geburtshaus (mit einem höheren Anteil an Erstgebärenden) befundfrei begonnen.

Häufung der Befunde
Auch beim Vergleich nach Anzahl der Befunde haben Geburtshäuser – wohl auf Grund ihres höheren Anteils an Erstgebärenden – niedrigere Werte als die Hausgeburt aufzuweisen: Während bei der Hausgeburt 30,4% aller Schwangeren einen Befund in der Anamnese und/oder in der bestehenden Schwangerschaft haben, sind es im Geburtshauskollektiv nur 28,8%. Ebenfalls einen Abstand von etwa 2 Prozentpunkten hält das Geburtshaus zur Hausgeburt bei zwei Befunden (16,1% aller Hausgeburten), bei drei Befunden (7,7% aller Hausgeburten) und bei insgesamt vier Befunden (3,4% aller Hausgeburten). Die Höchstzahl der eintragbaren Befunde ist fünf: Hier finden sich 1,8% aller Hausgeburten und 1,0% aller Geburten wieder, die im Geburtshaus beginnen, siehe Tabelle 3.

Tabelle 3: Anzahl der Einträge zur Anamnese sowie zur bestehenden Schwangerschaft

Anzahl der Befunde aus Katalog A+B		Begonnene Hausgeburt n (%)	Begonnene Geburtshausgeburt n (%)	Gesamt n (%)	Kumuliert n (%)
	0	9.016 (40,6%)	9.707 (48 7%)	18.723 (44,4%)	(44,4%)
	1	6.758 (30,4%)	5.756 (28.8%)	12.514 (29,7%)	(74,1%)
	2	3.568 (16,1%)	2.753 (13.8%)	6.321 (15%)	(89,1%)
	3	1.706 (7,7%)	1.151 (5,8%)	2.857 (6,8%)	(95,9%)
	4	762 (3,4%)	383 (1,9%)	1.145 (2,7%)	(98,6%)
	5	392 (1,8%)	202 (1,0%)	594 (1,4%)	(100%)
	Gesamt	22.202 (100%)	19.952 (100%)	42154 (100%)	

Anzahl der Schwangeren mit keinem oder einem Befund sowie mit zwei, drei, vier oder fünf Befunden nach Katalog A und / oder B). Grundmenge: n= 42.154 (alle begonnenen Haus- und Geburtshausgeburten). Prozentzahlen beziehen sich auf die Grundmenge.

Einzelne Befunde

Im Folgenden werden einzelne Befunde betrachtet, zu denen auch Angaben aus der klinischen Bundesauswertung vorliegen. Zunächst werden die anamnestischen Befunde näher betrachtet. Die einzige Auffälligkeit bezieht sich auf das Alter über 35 Jahre, alle anderen Befundraten zur Anamnese liegen unter den klinischen Werten.

Alter

Insgesamt 9.781 Schwangere, d.h. 23,2% aller Schwangeren haben den Katalogeintrag „Alter über 35 Jahre" (A 14). Wird das Alter zusätzlich aus dem Geburtsjahr rechnerisch ermittelt, hätten noch 890 Schwangere oder 2,1% aller Schwangeren zusätzlich einen Eintrag beim Alter erhalten müssen. Gleichzeitig zeigt sich, dass bei 105 Frauen (0,2% aller Schwangeren) „Alter über 35 Jahre" (A 14) eingetragen ist, sie aber zum Zeitpunkt der Geburt rechnerisch noch unter 35 Jahre alt sind. Die maximale Anzahl der Schwangeren über 35 Jahre wird hier mit 10.671 aller 42.154 Schwangeren angenommen (der Eintrag A 14 und das rechnerische Alter über 35 Jahre wurden zusammen ausgewertet und mit einer „und / oder-Verknüpfung" verbunden). Damit würde die außerklinische Geburtshilfe maximal auf einen Wert von 25,3% Schwangerer über 35 Jahre kommen.

Tabelle 4: Zum Alter über 35 Jahre in der vorliegenden Studie

Studiengruppe Gesamt n 42.154 (100%)	Gesamt n (%)	Alleiniger Eintrag in Katalog A n (%)	Dieser Eintrag und mindestens ein weiterer Eintrag in Katalog A oder in Katalog B n (%)
Kein Eintrag, weder in Katalog A noch in Katalog B	18.723 (44,4%)		
Kein Eintrag (weder in Katalog A noch in Katalog B) und / oder nicht über das vollendete 36. Lebensjahr (nach Geburtsjahr berechnet)	18.181 (43,1%)		
Alter der Schwangeren über 35 Jahre (A 14) eingetragen, obwohl vollendetes 36. Lebensjahr bei der Geburt (nach Geburtsjahr berechnet) noch nicht erreicht, fehlende Angaben: n= 22	105 (0,2%)		
Alter der Schwangeren über 35 Jahre (A 14) nicht eingetragen, obwohl vollendetes 36. Lebensjahr bei der Geburt (nach Geburtsjahr berechnet) erreicht, fehlende Angaben: n= 22	890 (2,1%)		
Eintrag Alter der Schwangeren über 35 Jahre (A 14) oder / und vollendetes 36. Lebensjahr bei der Geburt (nach Geburtsjahr berechnet), fehlende Angaben: n= 20	10.671 (25,3%)	5.448 (12,9%)	5.223 (12,4%)
davon Eintrag für Erstpara (Grundmenge, n = 14.878)	2.203 (14,8%)	1.217 (8,2%)	986 (6,6%)
davon Eintrag für > I Para (Grundmenge, n = 27.247)	8.468 (31,1%)	4.231 (15,5%)	4.237 (15,6%)

Einzelne Berechnungen zum Alter über 35 Jahre in der Studiengesamtgruppe sowie Häufigkeit des Auftretens „Alter über 35 Jahre" als alleiniger Faktor oder zusätzlich zu mindestens einem (weiteren) Eintrag in Katalog A oder B, differenziert nach Parität.

Daten der klinischen Bundeserhebung zum Alter in Gegenüberstellung
Wie die folgende Tabelle zeigt, ist nur beim Eintrag Alter eine deutliche „Risikoerhöhung" gegenüber dem Klinikkollektiv zu erkennen.
Die klinische Bundesauswertung weist einen Prozentsatz von 15,2% aller Schwangeren aus, die einen Eintrag A 14 haben – im Gegensatz zu 23,2% in der vorliegenden Studie. Wird das Alter mit dem eingetragenen Geburtsjahr der Schwangeren abgeglichen, kommt es in der klinischen Bundesauswertung zu einer Erhöhung um fast 7 Prozentpunkte (in der vorliegenden Studie erhöht sich die Rate lediglich um 2 Prozentpunkte): Nach der rechnerischen Ermittlung des Alters sind 22,1% aller Schwangeren über 35 Jahre alt (Perinatalerhebung der Bundesgeschäftsstelle

Qualitätssicherung für das Jahr 2004) – im Gegensatz zu 25,1% in der vorliegenden Studie.

Tabelle 5: Angaben zum Alter über 35 Jahre in der Studiengesamtgruppe und in der klinischen Perinatalerhebung (Qualitätssicherung für Deutschland 2004)

	Studiengruppe Gesamt n (%)	Qualitätssicherung für Deutschland 2004 Alle Schwangeren (inkl. Mehrlings- schwangerschaften) n (%)
Alle Geburten	42.154 (100%)	662.624 (100%)
Alter der Schwangeren über 35 Jahre (A 14)	9.781 (23,2%)	100.732 (15,2%)
Vollendetes 36. Lebensjahr bei der Geburt (nach Geburtsjahr berechnet)	10.564 (25,1%)	146.603 (22,1%)

Zu einzelnen Angaben zum Alter über 35 Jahre in der Studiengesamtgruppe in Gegenüberstellung mit der Qualitätssicherung Geburtshilfe (Modul 16/1) 2004 der BQS.

Ein näherer Blick auf die relativ kleine Gruppe der Erstgebärenden in der außerklinischen Geburtshilfe zeigt: Maximal 2.203 Frauen oder 14,8% aller Erstgebärenden sind über 35 Jahre alt. In der wesentlich größeren Gruppe der Mehrgebärenden (65% der Gesamtgruppe) sind 8.468 Frauen oder 31,1% der Gesamtgruppe über 35 Jahre alt, wenn ebenfalls das rechnerische Alter wie auch der Eintrag A 14 berücksichtigt werden (zur prozentualen Verteilung in Bezug auf die Gesamtgruppe siehe Abb. 6). In der Bundesauswertung sind nur die Hälfte der Gesamtmenge im Jahr 2004 Mehrgebärende.

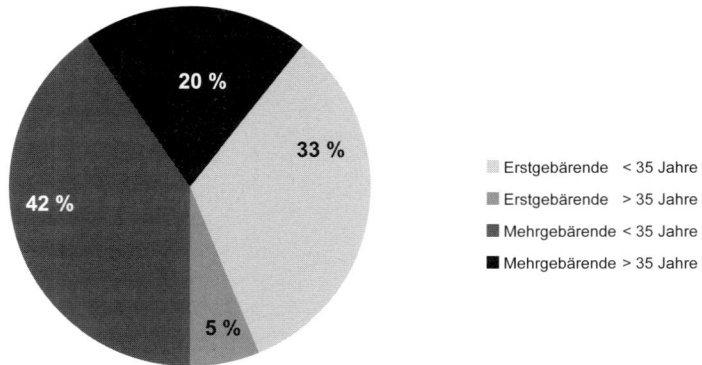

Anteil der über 35 Jahre alten Gebärenden differenziert nach Parität

20 %

33 %

42 %

5 %

Erstgebärende < 35 Jahre
Erstgebärende > 35 Jahre
Mehrgebärende < 35 Jahre
Mehrgebärende > 35 Jahre

Abbildung 6: Anteil der Schwangeren in der außerklinischen Geburtshilfe (nach Parität und Alter) in Prozent. Grundmenge: n= 42.154 (alle begonnenen Haus- und Geburtshausgeburten). Prozentzahlen beziehen sich auf die Grundmenge

Fazit zum Alter

Bleibt der Faktor Alter als „Risiko" unberücksichtigt, würden nicht nur 44,4% aller Schwangeren befundfrei in der Anamnese und in der bestehenden Schwangerschaft sein. Etwa 13% (alle Schwangeren, für die nur das Alter einen „Risikofaktor" darstellt) könnten zu der befundfreien Gruppe hinzukommen und diese somit auf etwa 57% aller Schwangeren erhöhen.

Basierend auf dem rechnerischen Alter unterscheiden sich die außerklinischen und klinischen Kollektive um 3%. Eine Differenzierung nach Parität in dieser Berechnung liegt für das klinische Kollektiv nicht vor. In Anbetracht der Tatsache, dass Mehrgebärende in der Regel älter sind als Erstgebärende (sie sind im vorliegenden Kollektiv etwa doppelt so häufig über 35 Jahre alt) und Mehrgebärende einen größeren Anteil am außerklinischen (65%) als am klinischen Kollektiv (50%) ausmachen, kann vermutet werden, dass sich das vergleichsweise höhere Alter in der außerklinischen Klientel allein durch den Anteil der Mehrgebärenden herleitet und daher kein höheres „Altersrisiko" als in der Klinikklientel besteht.

Weitere Befunde aus Katalog A

Einzelne Angaben aus Katalog A, die auch in der Perinatalerhebung der BQS erhoben werden, seien hier den Ergebnissen der vorliegenden Studie gegenübergestellt. Diese Gegenüberstellung bietet keinen Vergleich, sondern nur folgenden Anhaltspunkt: Liegen Ergebnisse der außerklinischen Erhebung über denen der klinischen, sollten die Umstände, die zu einer solchen Erhöhung führen, genauer betrachtet werden. Dabei sei nochmals betont: Eine Vorgabe, welche Befunde wie häufig und in welchem Schweregrad in der außerklinischen Geburtshilfe vorkommen dürfen, gibt es für Deutschland derzeit nicht.

Tabelle 6: Ausgewählte Befunde nach Katalog A der vorliegenden Studie gegenüber der klinischen Bundeserhebungs Tabelle

	Studiengruppe Alle Schwangeren Gesamt n= 42.154 (100%)	Alleiniger Eintrag in Katalog A n (%)	Dieser Eintrag und mindestens ein weiterer Eintrag in Katalog A oder in Katalog B n (%)	Qualitätssicherung in Deutschland für 2004 Alle Schwangeren (inkl. Mehrlingsschwangerschaften) n= 662.624 (100%)
Eintrag für die Anamnese:				
Zustand nach Sterilitätsbehandlung (A 16)	276 (0,66%)	82 (0,2%)	194 (0,5%)	18.001 (2,72)
Zustand nach Frühgeburt (A 17)	500 (1,19%)	80 (0,2%)	420 (1,0%)	11.684 (1,76%)
Zustand nach Mangelgeburt (A 18)	152 (0,36%)	16 (0,04%)	136 (0,32%)	2.884 (0,44%)
Zustand nach zwei und mehr Aborten / Abbrüchen (A 19)	1.678 (3,98)	338 (0,8%)	1.340 (3,2%)	32.761 (4,94%)
Totes / geschädigtes Kind in der Anamnese (A 20)	774 (1,84%)	157 (0,4%)	617 (1,5%)	10.853 (1,64%)
Komplikationen bei voraus gegangenen Entbindungen (A 21)	1.107 (2,63%)	241 (0,6%)	866 (2,1%)	19.145 (2,89%)
Komplikationen post partum (A 22)	434 (1,03%)	60 (0,1%)	374 (0,9%)	4.938 (0,74%)
Zustand nach Sectio (A 23)	1.412 (3,35%)	455 (1,1%)	957 (2,3%)	65.837 (9,94%)
Zustand nach anderen Uterusoperationen (A 24)	458 (1,09%)	96 (0,2%)	362 (0,9%)	9.637 (1,45%)
Zustand nach HELLP (A 54)	17 (0,04%)	2 (0,005%)	15 (0,036%)	428 (0,06%)
Zustand nach Eklampsie (A 55)	6 (0,01%)	2 (0,005%)	4 (0,009%)	144 (0,02%)
Zustand nach Hypertonie (A 56)	27 (0,06%)	6 (0,014%)	21 (0,05%)	378 (0,06)

Zu einzelnen Punkten in der Annamnese für die Studiengesamtgruppe für alle Schwangeren (exkl. Mehrlingsschwangerschaften) im Jahr 2004 in Gegenüberstellung mit der Qualitätssicherung Geburtshilfe (Modul 16/1) der BQS für alle Schwangeren (inkl. Mehrlingsschwangerschaften) im Jahr 2004

Siehe den kompletten Katalog auf Seite 134.

Wie quasi alle „Risiken" in der Schwangerschaft handelt es sich auch bei den gegenübergestellten Befunden um solche, die bisher in der Literatur noch unzureichend auf ihre Vorhersagekraft für die derzeitige Schwangerschaft und künftige Geburt untersucht wurden. Daher wird in dieser Studie der gefahrenaufgeladene Begriff „Risiko" vermieden und der neutrale Terminus „Befund" bevorzugt.

Inhaltlich können die ausgewählten Punkte aus Katalog A folgenderweise zusammengefasst werden:

1. Bei den Punkten Sterilitätsbehandlung (A 16) und zwei und mehr Aborten (A 19) liegt u.a. die Annahme zu Grunde, die derzeitige Schwangerschaft könnte (ebenfalls) als Abort enden und gar nicht zur Geburt eines lebenden Kindes führen oder zumindest mit einer deutlichen Erhöhung der Sectiorate zusammenhängen.

2. Hinter den Abfragen Zustand nach Frühgeburt (A 17) sowie nach Mangelgeburt (A 18) und Totes / geschädigtes Kind in der Anamnese (A 20) verbirgt sich die Vorstellung, das zu gebärende Kind könne zum Wiederholungsfall werden und verweist daher eher auf eine mögliche kindliche Problematik als auf ein Risiko der Mutter.

3. Die Punkte Komplikationen bei vorausgegangenen Entbindungen (A 21), Komplikationen post partum (A 22), Zustand nach Sectio (A 23) oder nach anderen Uterusoperationen (A 24)

4. sowie die seltenen Ereignisse wie Zustand nach HELLP (A 54), nach Eklampsie (A 55) oder nach Hypertonie (A 56) werden abgefragt, um Hinweise auf Komplikationen für die anstehende Geburt besonders auch im Hinblick auf die Mutter zu sammeln.

Unter der Annahme, dass sich die Ausfüllgenauigkeit für den Mutterpass zwischen außerklinischen und klinischen Geburten nicht unterscheidet, kann die Gegenüberstellung mit Daten aus der klinischen Bundesauswertung Anhaltspunkte geben, inwiefern die außerklinische Klientel „risikobehafteter" ist als der Bundesdurchschnitt aller Schwangeren. Für jedes „Risiko" sollte die Außerklinik einen niedrigeren Wert aufweisen.

Befunde im Detail

Zu 1.

Für die Abfrage Zustand nach Sterilitätsbehandlung (A16) wurden 276 Fälle (0,66%) in der Außerklinik und 2,72% in der Klinik dokumentiert. Der Zustand nach zwei und mehr Aborten / Abbrüchen (A 19) ist bei 1.678 Schwangeren verzeichnet (3,98% der außerklinischen Gesamtmenge) und bei 4,94% in der Klinik.

Diese beiden Ergebnisse der vorliegenden Studie liegen unter den Werten der klinischen Perinatalerhebung.

Zu 2.

Für den Zustand nach Frühgeburt (A 17) liegen in der außerklinischen Bundesauswertung insgesamt 500 Einträge vor (1,19% aller Geburten im Gegensatz zu 1,76% in der klinischen Bundesauswertung). Der Zustand nach Mangelgeburt (A 18) wurde in beiden Erhebungen seltener dokumentiert: 152 Einträge oder 0,36% aller Geburten betrifft es in der außerklinischen Bundesauswertung, im Gegensatz zu 0,44% in der klinischen Bundesauswertung. Zusätzlich wird der Eintrag Totes / geschädigtes Kind in der Anamnese (A 20) betrachtet: 774 Schwangere (1,84%) hatten in der außerklinischen Klientel diese Erfahrung hinter sich, während es 1,64% in der Klinik erlebt hatten.

Hier liegen zwei Ergebnisse der vorliegenden Studie unter den Werten der klinischen Perinatalerhebung. Nur der Eintrag zum toten oder geschädigten Kind in der Anamnese wird in der Außerklinik auffällig häufig dokumentiert. Auf die möglichen Hintergründe wird weiter unten eingegangen.

Zu 3.

In Hinblick auf die Mutter werden folgende Gegenüberstellungen möglich: Komplikationen post partum (A 22) werden bei 434 Schwangeren (1,03%) in der Außerklinik und 0,74% in der Klinik angegeben. Zustand nach Sectio (A 23) wird bei 1.412 Schwangeren (3,35%) in der Außerklinik dokumentiert gegenüber 9,94% in der Klinik. Für den Zustand nach anderen Uterusoperationen (A 24), welche auch Operationen einschließen, die nur die äußere Schicht der Uterusmuskulatur berühren oder eine Konisation betreffen, ist bei 458 außerklinischen Schwangeren ein Eintrag gegeben (1,09%) und bei 1,45% im Klinikkollektiv.

Nur eines dieser 3 Ergebnisse ist auffällig: Bei den Komplikationen post partum liegt der außerklinische Wert höher und gibt ebenfalls zur Diskussion Anlass.

Zu 4.

Zu den bundesweit sehr seltenen Ereignissen: Der Zustand nach HELLP (A 54) ist mit 17 Eintragungen (0,04%) in der Außerklinik selten angegeben, 0,06% vermerkt das Klinikkollektiv. Der Zustand nach Eklampsie (A 55) wurde bei 6 Frauen oder 0,01% in der Außerklinik gegenüber 144 Frauen oder 0,02% im klinischen Kollektiv eingetragen. Für den Zustand nach Hypertonie (A 56) ist ein Gleichstand zu erkennen: Bei nur bei 27 Frauen oder 0,06% aller Schwangeren in der Außerklinik gegenüber ebenfalls 0,06% aller Schwangeren in der Klinik wurde dieser Punkt dokumentiert.

Keines dieser 3 Ergebnisse ist in der außerklinischen höher als in der klinischen Geburtshilfe.

Schlussfolgerungen zu den Befunden in Katalog A
Es muss nochmals eindeutig auf die unterschiedliche Zusammensetzung der beiden Grundgesamtmengen hingewiesen werden: Während die klinische Bundesauswertung zur Hälfte aus Erstgebärenden besteht, die bestimmte Eintragungen per se nicht bekommen können (A 17, A 18, A 20, A 21, A 22, A 23, A 54, A 55), befinden sich in der außerklinischen Bundesauswertung nur rund 37% Erstgebärende. Durch diese Verschiebung lassen sich die einzelnen erhöhten Werte erklären. Es handelt sich zunächst um 434 Schwangere (1% der Studiengruppe) mit Zustand nach Komplikationen post partum (A 22) sowie um 774 Schwangere (1,84% der Studiengruppe) mit dem Eintrag „Totes / geschädigtes Kind in der Anamnese" (A 20). Dies ist eine logische Konsequenz aus der Zusammensetzung der Klientel (höherer Anteil an Mehrgebärenden). Möglicherweise suchen auch mehr Frauen nach einem traumatischen Erlebnis die jeweils andere Geburtsumgebung.
Der Zustand nach Sectio (A 23) bei 1.412 Schwangeren (3,35%) gegenüber 9,94% in der Klinik sollte im Auge behalten werden. Für diesen Befund wäre ein höherer Wert als im Klinikkollektiv in der Tat diskussionswürdig. Da die Sectiorate insgesamt steigt, wird der Prozentsatz der Frauen mit Kaiserschnitterfahrung auch in der außerklinischen Geburtshilfe ansteigen. Ebenso zu beobachten ist der Anteil an Frauen mit Zustand nach anderen Uterusoperationen (A 24), doch weist dieser Wert nicht ausschließlich Operationen nach, die die Uterusmuskulatur gänzlich durchtrennen. Hier sollte auf eine genauere Bezeichnung der relevanten Uterusoperationen in Katalog A hingearbeitet werden.

Befunde aus Katalog B

Es steht außer Frage, dass die meisten Einträge im Katalog B zu den Befunden in der vorliegenden Schwangerschaft einen höheren Stellenwert als „Risiko" der Schwangeren einnehmen als die Aussagen zur Anamnese. Für sämtliche Kategorien nach Katalog B in der derzeitigen Schwangerschaft wie Blutungen, Plazentainsuffizienz, vorzeitige Wehentätigkeit, Gestatitionsdiabetes oder Hypertonie, zu denen Vergleichszahlen in der klinischen Bundesauswertung verfügbar waren, liegen die außerklinischen Angaben ebenfalls unter den Werten der klinischen Bundesauswertung 2004. Hier sei nochmals betont, dass diese Gruppe nicht als Vergleichsgruppe zu bezeichnen ist, da sie sich nicht nur in der Rate der Frühgeburten und Mehrlingsschwangerschaften unterscheidet.

Befunde im Detail

Blutungen
Einträge zur Blutung nach der 28. Schwangerschaftswoche (B 33) haben 50 Schwangere oder 0,12% aller Schwangeren in der Außerklinik gegenüber 0,37% in der klinischen Bundesauswertung.

Plazenta-Insuffizienz
Einen größeren Abstand weist der Eintrag Plazenta-Insuffizienz (B 39) auf: 62 Frauen oder 0,15% aller Frauen im außerklinischen Klientel gegenüber 1,05% im Klinikkollektiv hatten den Eintrag.

Hypertonie
Eine derzeitige Hypertonie (B 46) wurde 150 Schwangeren oder 0,36% aller Schwangeren bescheinigt, im Klinikkollektiv waren es 1,75%.

Vorzeitige Wehen
Bei der vorzeitigen Wehentätigkeit (B 41) ist der Unterschied noch größer: 737 Schwangere oder 1,75% der außerklinischen Gesamtmenge gegenüber 4,68% in der klinischen Gesamtmenge hatten den Eintrag „vorzeitige Wehen".

Eiweißausscheidung
Lediglich 19 Schwangere oder 0,05% der außerklinischen Gesamtmenge haben einen Eintrag, während er bei der Klinikklientel 0,32% der Schwangeren bescheinigt wird.

Gestationsdiabetes
Der Eintrag Gestationsdiabetes (B 50) kommt in der außerklinischen Geburtshilfe bei 142 Schwangeren oder 0,34% der Gesamtmenge vor, während er im klinischen Kollektiv 2,15% ausmacht.

Tabelle 7: Ausgewählte Befunde nach Katalog B der vorliegenden Studie gegenüber der klinischen Bundeserhebung

	Studiengruppe alle Schwangeren Gesamt n =42.154 (100%)	Alleiniger Eintrag n (%)	Dieser Eintrag und mindestens ein weiterer Eintrag n (%)	Qualitätssicherung in Deutschland für 2004 alle Schwangeren (inkl. Mehrlingsschwangerschaften) n= 662.624 (100%)
Eintrag für derzeitige Schwangerschaft:				
Blutungen nach der 28. Schwangerschaftswoche (B 33)	50 (0,12%)	9 (0,02%)	41 (0,10%)	2.444 (0,37%)
Plazenta-Insuffizienz (B 39)	62 (0,15%)	27 (0,06%)	35 (0,08%)	6.971 (1,05%)
Isthmozervikale Insuffizienz (B 40)	247 (0,59%)	56 (0,1%)	191 (0,5%)	11.228 (1,69%)
Vorzeitige Wehentätigkeit (B 41)	737 (1,75%)	226 (0,5%)	511 (1,2%)	31.041 (4,68%)
Hypertonie (B 46)	150 (0,36%)	42 (0,1%)	108 (0,3%)	11.600 (1,75%)
Eiweißausscheidung über 1‰ (entsprechend 1000 mg/l) oder mehr (B 47)	19 (0,05%)	1 (0,002%)	18 (0,043%)	2.140 (0,32%)
Gestationsdiabetes (B 50)	142 (0,34%)	50 (0,1%)	92 (0,2%)	14.276 (2,15%)

Zu einzelnen Punkten in der vorliegenden Schwangerschaft für die Studiengesamtgruppe für alle Schwangeren (exkl. Mehrlingsschwangerschaften) im Jahr 2004 in Gegenüberstellung mit der Qualitätssicherung Geburtshilfe (Modul 16/1) der BQS für alle Schwangeren (inkl. Mehrlingsschwangerschaften) im Jahr 2004

Schlussfolgerungen zu den Befunden nach Katalog B

Für die betrachteten Einträge nach Katalog B lassen sich in der außerklinischen Klientel keine Auffälligkeiten gegenüber der klinischen Bundeserhebung erkennen. Gleichzeitig ist klar geworden, dass es sich beim Studienkollektiv nicht um eine vollkommen befundfreie Gesamtgruppe handelt. Bevor die Beziehung zwischen Schwangerschaftsbefunden und Outcome genauer untersucht werden kann, sollten die einzelnen Befunde in ihrer Auswirkung auf die Geburt genauer überdacht werden: So müsste untersucht werden, ob nicht der Eintrag „vorzeitige Wehen" (B 41), der immerhin den höchsten Beitrag (737 Einträge oder 1,75% der außerklinischen Gesamtmenge) zur Befundlast nach Katalog B beiträgt, vollkommen unberücksichtigt bleiben kann, weil er im Moment einer Geburt am Termin möglicherweise keine

Relevanz hat. Etwa 2% könnte dem Anteil der befundfreien Schwangeren hinzuge-rechnet werden: 44,4% sind derzeit befundfrei, 57% aller Schwangeren wären es, wird das Alter über 35 Jahre nicht berücksichtigt. Fast 60% könnten es sein, wenn vorzeitige Wehen unberücksichtigt blieben.

Fazit

Es lässt sich konstatieren: 44.4 Prozent aller Schwangeren in der außerklinischen Geburtshilfe haben eine befundfreie Schwangerschaft (sowohl nach dem Mutter-passkatalog A zur Anamnese als auch nach Katalog B zur Schwangerschaft), jedoch mit einer abnehmenden Tendenz über die fünf betrachteten Jahre 2000 bis 2004 in beiden Institutionen.

Die Dokumentation für die Kataloge A und B zeigt folgendes Bild: Der Faktor „Alter" verzeichnet mit Abstand die meisten Einträge. Für dieses „Risiko" sowie die Befunde „Totes/geschädigtes Kind in der Anamnese" und „Komplikationen post partum" ist eine leichte Erhöhung in der außerklinischen gegenüber der klinischen Geburtshilfe zu verzeichnen, die sich aus dem größeren Anteil an Mehrgebärenden erklärt.

Es ist zu berücksichtigen, dass derzeit keine klaren Zusammenhänge zwischen allen Risikoparametern auf der einen Seite und der Outcomesituation auf der anderen Seite nachgewiesen sind. Die Relevanz der einzelnen Befunde muss demnach disku-tiert werden und eine Überarbeitung der Kataloge in Betracht gezogen werden. Um Faktoren wie das Alter oder die vorzeitige Wehentätigkeit als nützliche Risikopara-meter zu definieren, müssen sie als Indikator für die Outcomesituation tauglich sein. Die wissenschaftliche Bearbeitung dieser Thematik steht derzeit noch aus. Transpa-rente Entscheidungsgrundlagen bei der Wahl des Geburtsortes können nur auf der Basis der Mutterpasskataloge erfolgen, wenn diese im Sinne einer evidenzbasierten Geburtshilfe neu überarbeitet werden.

Die Einstufung in Risikoschwangerschaft basiert nicht auf klinischer Evidenz. Die Frage danach, wer befugt ist und wer die letzte Entscheidung auf Grund welcher Kriterien besitzt, die Einstufung in Risikoschwangerschaft vorzunehmen, sollte geklärt werden.

Soweit sie von der klinischen Bundesauswertung aufgelistet wurden, liegen fast alle genannten Punkte in der Außerklinik unter den klinischen Bundeswerten, die auch Mehrlingsschwangerschaften und ein höheres Maß an Frühgeburten abbilden. Da die klinische Bundesauswertung den Anspruch erhebt, alle Klinikgeburten und damit 98% aller Geburten in Deutschland abzubilden, kann die außerklinische Klientel als „risikoarm" bezeichnet werden. In einer tiefergehenden Analyse sollte geklärt werden, an welchen Befunden sich die über die Jahre feststellbare Abnahme an be-fundfreien Schwangeren festmacht. Eine Stabilisierung der risikofreien Grundmenge sollte angestrebt werden. Nur so kann das hier aufgestellte Ziel, über 40% befund-freie Schwangere, weiterhin erreicht werden.

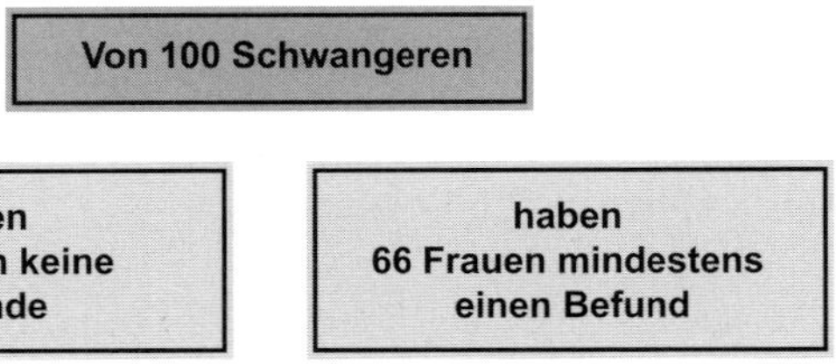

```
┌─────────────────────────────┐
│     Von 100 Schwangeren     │
└─────────────────────────────┘

┌──────────────────────┐   ┌──────────────────────┐
│        haben         │   │        haben         │
│  44 Frauen keine     │   │  66 Frauen mindestens │
│       Befunde        │   │      einen Befund    │
└──────────────────────┘   └──────────────────────┘
```

Abbildung 7: Anteil der Schwangeren ohne jeden Eintrag (weder in Katalog A für die Anamnese) noch in Katalog B (für die bestehende Schwangerschaft)

Siehe den kompletten Katalog auf Seite 134.

2.3. Früher Kontakt mit Hebamme

Ziel 2:
Mindestens 90% aller Schwangeren haben ihren ersten Kontakt mit der Hebamme vor der 31. Schwangerschaftswoche

Bisher gibt es noch keine Studie, die analysiert, ob der erste Kontakt zur Hebamme vor der 31. Schwangerschaftswoche für eine außerklinische Geburt sinnvoll ist. Sie wäre notwendig, um eine evidenzbasierte Entscheidungshilfe für Schwangere bereit zu stellen. Die hier angesetzte 90%-Marke ist auf der Grundlage der bisherigen Ergebnisse in der außerklinischen Geburtshilfe Deutschlands gewählt worden.

Für eine angemessene Beratung in der Schwangerschaft und um die Entscheidung für den Geburtsort später auch mittragen zu können, hält QUAG e.V. eine erste Kontaktaufnahme zur Hebamme bis zur 31. Schwangerschaftswoche für sinnvoll. Nicht immer kann diese Bedingung erfüllt werden (wie etwa beim Umzug der werdenden Eltern oder bei kurzfristigen Umentscheidungen zum Geburtsort), daher wurde das Ziel gesetzt, dass mindestens 90% aller Frauen, die eine außerklinische Geburt beginnen, den Kontakt zur Hebamme bereits bis zur 31. Schwangerschaftswoche aufgenommen haben.

Studienergebnisse

Die Kontaktaufnahme vor der 31. Schwangerschaftswoche zwischen Schwangerer und Hebamme ist in der Gesamtgruppe bei 88,4% der Gesamtgruppe gegeben (37.232 von 42.154 Geburten, siehe Tabelle 8).

Differenzierung nach Institution
Die Kontaktaufnahme ist bei 90,1% aller Hausgeburten und bei 86,6% aller im Geburtshaus begonnenen Geburten erreicht worden.

Tabelle 8: Kontakt zur Hebamme vor der 31. Schwangerschaftswoche

Kontakt zur Hebamme vor der 31. Schwangerschaftswoche trifft zu Grundmenge: n= 42.154 (alle begonnenen Haus- und Geburtshausgeburten) Fehlende Angaben für Parität oder Erstkontakt: n= 40	Gesamt n (%)	Begonnene Hausgeburt n (%)	Begonnene Geburt im Geburtshaus n (%)
Alle Geburten	42.114 (100%)	22.174 (100 %)	19.940 (100%)
Trifft zu bei	37.232 (88,4%)	19.972 (90,1%)	17.260 (86,6%)
Erstgebärende	14.866 (100 %)	5.351 (100%)	9.515 (100%)
Trifft zu bei	12.893 (86,7%)	4.737 (88,5%)	8.156 (85,7%)
Mehrgebärende	27.239 (100 %)	16.816 (100%)	10.423 (100%)
Trifft zu bei	24.333 (89,3%)	15.229 (90,6%)	9.104 (87,3%)

Kontaktaufnahme vor der 31. Schwangerschaftswoche, nach Parität und Institution, Prozentzahlen beziehen sich auf die jeweils darüber angebebenen Grundmengen (100%)

Trend über die Jahre
Für die Gesamtmenge, aber auch gesondert für Hausgeburt und Geburtshaus ist über die Jahre eine Zunahme an Erstkontakten im hier vorgegebenen Zeitraum zu verzeichnen (Linear Trendtest: $p < 0,001$), siehe Abb. 8.
Bei den Hausgeburten ist eine frühzeitige Planung noch wichtiger als beim Geburtshaus, da wesentliche Faktoren (Erreichbarkeit einer Klinik, Anfahrroute der Hebamme, Aufgaben der Freunde und Familie sowie Gestaltung des Geburtszimmers) individuell besprochen werden müssen. In der Gruppe der Hausgeburten wurde die Zielvorgabe bereits im Jahr 2002 (90,6%) und im Jahr 2004 (91,4%) überschritten. Bei den Geburtshäusern liegt der jährliche Wert um etwa 3,5 Prozentpunkten unter dem der Hausgeburten.

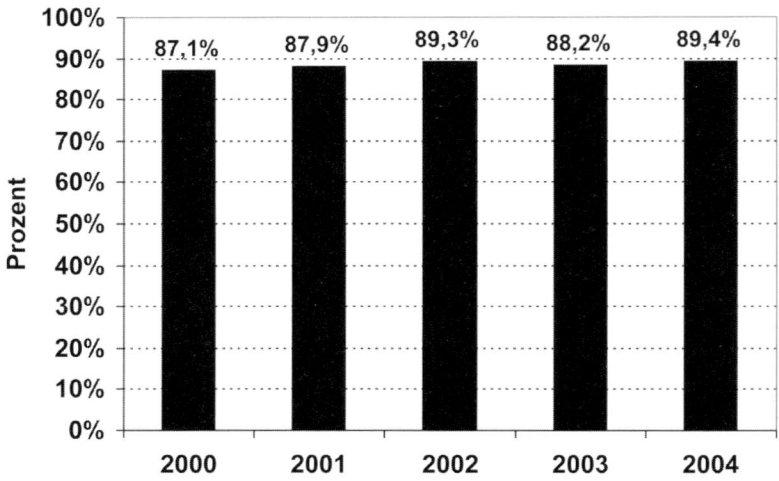

Hebammenerstkontakt vor der 31. Schwangerschaftswoche

Abbildung 8: Erster Kontakt zur Hebamme vor der 31. Schwangerschaftswoche nach Jahrgängen
Grundmenge: n= 42.154 (alle begonnenen Haus- und Geburtshausgeburten). Prozentzahlen beziehen sich
auf die jeweilige Grundmenge des Jahrgangs.

Kontaktaufnahme nach Parität und Institution
Erstgebärende nehmen seltener so früh Kontakt auf (86,7% aller Erstgebärenden
gegenüber 89,3% aller Mehrgebärenden) und gleichzeitig machen sie einen größeren Teil der Klientel (47,7%) bei Geburtshäusern als bei Hausgeburten (24,1%) aus.
Wird in den beiden Einrichtungen nach Parität unterschieden, bleibt dennoch die
Rate der späteren Kontaktaufnahmen im Geburtshaus bestehen: Es haben 85,7%
aller Erstgebärenden aus dem Geburtshauskollektiv und 88,5% aus dem Hausgeburtskollektiv den ersten Kontakt zur Hebamme vor der 31. Schwangerschaftswoche
hergestellt. Wird nur die Gruppe der Mehrgebärenden in den beiden Einrichtungen
betrachtet, haben 87,3% aller Mehrgebärenden aus dem Geburtshauskollektiv gegenüber 90,6% aus dem Hausgeburtskollektiv den ersten Kontakt zur Hebamme vor der
31. Schwangerschaftswoche gefunden.

Schlussfolgerung

In der Frage nach der Kontaktaufnahme zur Institution vor der 31. Schwangerschaftswoche zeigt sich ein deutlicher Unterschied von 3,5 Prozentpunkten zwischen dem
Hausgeburts- und dem Geburtshauskollektiv: Die Kontaktaufnahme ist bei 90,1%
aller Hausgeburten und bei 86,6% aller im Geburtshaus begonnenen Geburten gegeben. Dieses Ergebnis spricht bereits für eine angemessene Verbindung zwischen

Schwangeren und Hebammen. Es stellt sich die Frage, inwiefern eine frühe Kontaktaufnahme auch in Geburtshäusern sinnvoll ist. Da sich die Werte bislang weiter nach
oben entwickeln, ist eine Überschreitung der – willkürlich gesetzten – 90%-Marke
absehbar. Bedacht werden muss, dass Hebammen nur begrenzt Einfluss auf die
Kontaktaufnahme haben. Eine stärkere Informationen zur Planung einer außerklinischen Geburt durch Krankenkassen, ÄrztInnen und Apotheken würde die Anzahl der
Schwangeren, die rechtzeitig ihre Hebamme kontaktieren, erhöhen.

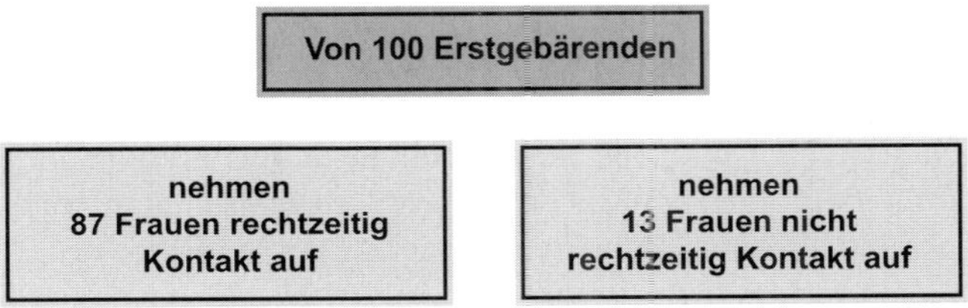

Von 100 Erstgebärenden

| nehmen 87 Frauen rechtzeitig Kontakt auf | nehmen 13 Frauen nicht rechtzeitig Kontakt auf |

Abbildung 9: Anteil der Erstgebärenden mit einem ersten Kontakt mit der Hebamme vor der 31. Schwangerschaftswoche

Von 100 Mehrgebärenden

| nehmen 89 Frauen rechtzeitig Kontakt auf | nehmen 11 Frauen nicht rechtzeitig Kontakt auf |

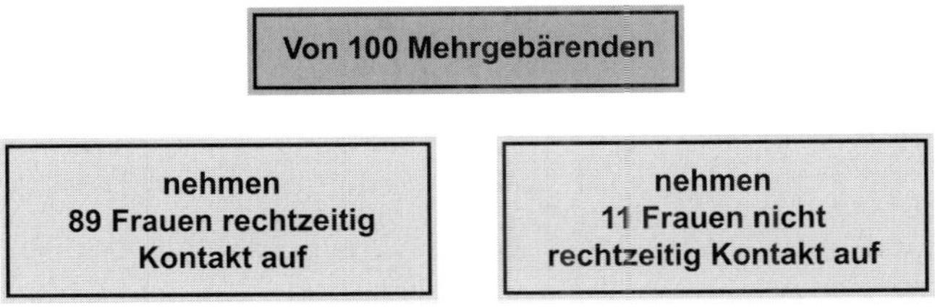

Abbildung 10: Anteil der Mehrgebärenden mit einem ersten Kontakt mit der Hebamme vor der 31.
Schwangerschaftswoche

2.4. Ausreichender Kontakt

Ziel 3:

Mindestens 97% aller Schwangeren haben bis eine Woche vor der tatsächlichen Geburt zumindest drei persönliche Kontakte mit der Hebamme vor der Geburt wahrgenommen

Der persönliche Kontakt der Schwangeren zur Hebamme ist in der außerklinischen Geburtshilfe besonders wichtig. Zum einen wird er von den Schwangeren in der Regel eingefordert, zum anderen ist er auch für die Hebammen von wesentlicher Bedeutung: Nur durch einen intensiven Kontakt zu den Schwangeren können sie ihnen die richtige Beratung zur Wahl des Geburtsortes geben und mögliche Komplikationen im Vorfeld abklären. Daher wurde im Ziel der zeitliche Abstand von einer Woche gewählt und mindestens drei Kontakte als Minimum angesetzt. Nicht immer ist diese Minimalforderung erfüllbar oder gewünscht, daher wurde ein Spielraum von 3 Prozent eingefügt.

Studienergebnisse

Der Tabelle 6 ist zu entnehmen, dass die allermeisten Schwangeren (99,7% der auswertbaren Angaben) mindestens eine Woche vor der tatsächlichen Geburt den Kontakt zur Hebamme aufnehmen. Eine etwas geringere Anzahl (95,9% der auswertbaren Angaben) realisiert drei Kontakte und mehr mit der Hebamme. Beide Zielanforderungen und damit die Zielmarke erfüllen genau 96,0% aller Schwangeren mit auswertbaren Angaben, wobei ein Anteil von 139 fehlenden Angaben (0,33% aller Geburten) vorliegt.

Tabelle 9: Kontakt zur Hebamme in der Studiengruppe, differenziert nach Institution

Grundmenge: n= 42.154 (alle begonnenen Haus- und Geburtshausgeburten)	Gesamt n (%)	Begonnene Hausgeburt n (%)	Begonnene Geburt im Geburtshaus n (%)
Alle auswertbaren Geburten		22.105 (100 %)	19.910 (100%)
Kontakt mindestens eine Woche vor der tatsächlichen Geburt Fehlende Angaben für Erstkontakt: n= 131 Prozentzahlen beziehen sich auf die neue Grundmenge n= 42.023	41.887 (99,7%)		
Mindestens drei Kontakte mit der Hebamme vor der Geburt Fehlende Angaben für Erstkontakt: n= 33 Prozentzahlen beziehen sich auf die neue Grundmenge n= 42.121	40.402 (95,9%)		
Mindestens drei Kontakte mit der Hebamme vor der Geburt und Kontakt mindestens eine Woche vor der tatsächlichen Geburt Fehlende Angaben für Erstkontakt: n= 139 Prozentzahlen beziehen sich auf die neue Grundmenge n= 42.015	40.312 (96,0%)	20.932 (94,7%)	19.380 (97,3%)

Zeitlicher Abstand zwischen den ersten drei Kontakten zur Hebamme und dem Tag der Geburt

Trend über die Jahre

Wird die zeitliche Entwicklung betrachtet, ist ein Trend zu vermehrten Kontakten zu erkennen: Die Rate der Kontakte, die die Zielkriterien erfüllen, ist von 94,2% aller Geburten im Jahr 2000 auf 96,7% aller Geburten im Jahr 2004 angestiegen, Linear Trendtest: $p < 0,001$.

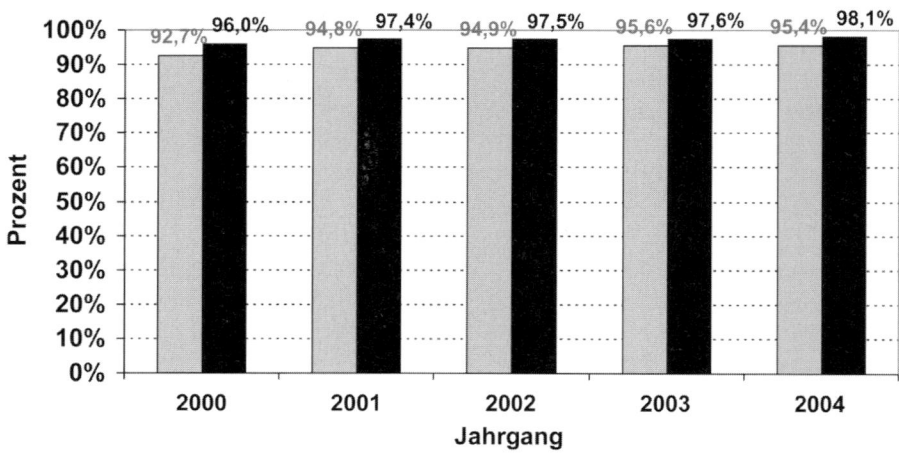

Mindestens drei persönliche Kontakte und Erstkontakt spätestens eine Woche vor Geburt

■ Hausgeburten ■ Geburtshausgeburten

Abbildung 11: Kontakt zur Hebamme in der Studiengruppe, differenziert nach Institution und Jahrgängen
Schwangere mit mindestens 3 persönlichen Kontakten 1 Woche oder länger vor der tatsächlichen Geburt,
differenziert nach begonnenen Haus- und Geburtshausgeburten. Gesamtgrundmengen:
n= 22.105 (alle auswertbaren begonnenen Hausgeburten).
n= 19.910 (alle auswertbaren begonnenen Geburtshausgeburten).
Prozente beziehen sich auf die jeweilige Grundmenge des Jahrgangs.

Trend nach Institutionen

Dieser Trend wurde für die Hausgeburt und für die Geburt im Geburtshaus gleicher-
maßen vollzogen: Allerdings liegt die Rate der Frauen, die diese Kriterien erfüllen,
in der Geburtshausgruppe mit (97,3%) um fast 3 % höher als bei denjenigen, die ihre
Geburt zu Hause beginnen (94,7%), Linear Trendtest für beide Gruppen: p < 0,001.
Da in der Hausgeburtsgruppe gegenüber dem Geburtshauskollektiv ein höherer
Anteil derjenigen Frauen zu finden ist, die ungeplant außerklinisch (und zwar fast
immer zu Hause) gebären, ist der niedrigere Anteil an Kontakten erklärlich.

Zur Forschungslage

Bisher gibt es noch keine Studie, die analysiert, wann der erste Kontakt zur Hebamme für eine außerklinische Geburt sinnvoll ist. Auch zur Anzahl der Kontakte gibt es
keine Richtwerte. Für die begonnenen Geburten aus den Jahren 1985 bis 1987 in den
Geburtszentren der USA wurde abgefragt, ob mindestens vier Kontakte vor der Geburt stattgefunden hatten, ohne einen zeitlichen Abstand zur Geburt einzubeziehen:
Nur 2,6% aller 11.814 Gebärenden der National Birth Center Study hatten lediglich
vier persönliche Kontakte oder weniger zum Geburtszentrum (Rooks et al 1989).

Zusammenfassung

Genau 96,0% aller Schwangeren hatten mindestens drei persönliche Kontakte zur Hebamme, die eine Woche oder länger vor der tatsächlichen Geburt lagen. Für beide Institutionen (Hausgeburt und Geburtshaus) ist eine Tendenz über die Jahre zu erkennen, diese (im nachhinein gesetzten) Vorgaben immer häufiger zu erfüllen. Das Geburtshauskollektiv hat in seiner Gesamtgruppe die 97%-Marke bereits überschritten. Nur 2,7% der 19.910 Frauen, die eine Geburt im Geburtshaus beginnen, stellen weniger als drei Kontakte eine Woche vor der tatsächlichen Geburt her. Ein vergleichbarer Prozentsatz (2,6%) aller Schwangeren aus der amerikanischen Birth Center Study hatte weniger als vier Kontakte zum Geburtszentrum vor der Geburt, ohne Angaben zum zeitlichen Abstand zur Geburt (Rcoks et al 1989).
Die Rate der Kontakte entwickelt sich in der Studie *„Außerklinische Geburt in Deutschland. German Out-Of-Hospital Birth Study 2000-2004“* weiter nach oben und eine Überschreitung der – willkürlich gesetzten – 97%-Marke ist absehbar.

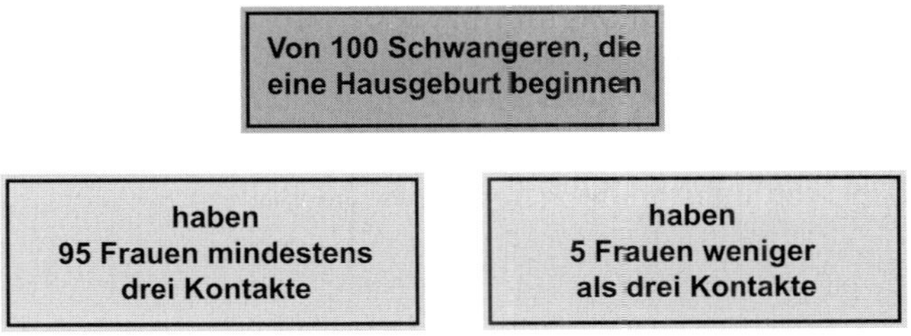

Abbildung 12: Anteil der Schwangeren aus der Gruppe der begonnenen Hausgeburten mit mindestens drei persönlichen Kontakten zur Hebamme bis eine Woche vor der tatsächlichen Geburt

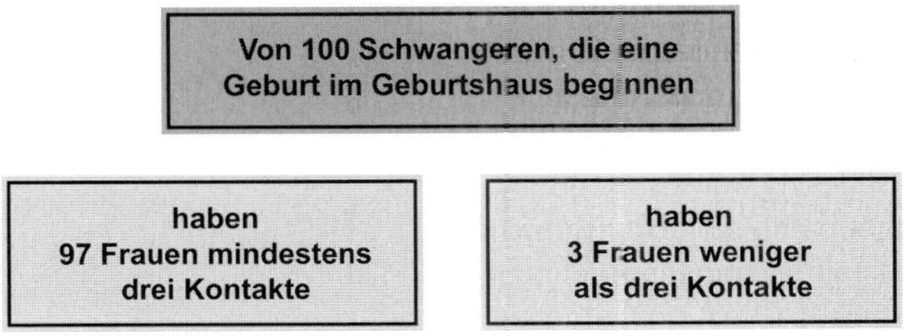

Abbildung 13: Anteil der Schwangeren aus der Gruppe der begonnenen Geburten im Geburtshaus mit mindestens drei persönlichen Kontakten zur Hebamme bis eine Woche vor der tatsächlichen Geburt

3. Zur Geburt

Alle in der vorliegenden Studie analysierten Geburten sind entweder als Hausgeburten oder als Geburten im Geburtshaus begonnen worden. Es sollten nach der Maßgabe von QUAG e.V. keine Geburten dokumentiert werden, die von vorne herein als Klinikgeburten geplant waren und von der Hebamme zu Hause bis zur Fahrt in die Klinik betreut wurden. Daher müssen die 843 Geburten (2,0% der Gesamtgruppe), die als Klinkgeburten geplant und als „ungeplant außerklinisch beendet" ausgewiesen sind, als solche Geburten gelten, in denen die Schwangere die Fahrt zur Klinik nicht mehr antreten wollte oder konnte. Darunter können auch Hausgeburten sein, in denen die Hebamme unangekündigt hinzugezogen wurde und keine „Anbetreuung" vereinbart war. In den hier präsentierten Aspekten zur Geburt können sie bei den Punkten zu pathologischen Herztönen und zur Übertragung (mehr als 14 Tage über den Entbindungstermin) eine Rolle spielen.

Aufbauend auf den Abfragemöglichkeiten, die der Erhebungsbogen bietet, und den Punkten, die möglicherweise eine Aussage zur Qualität der außerklinischen Geburtshilfe erlauben, werden im Folgenden Aspekte zum „Geburtssetting" (Anwesende bei der Geburt), zu den Maßnahmen bei Blasensprung ohne Wehenbeginn, bei Verzögerungen in der Eröffnungsperiode, bei starken Schmerzen, bei pathologischen Herztönen und bei der Geburt einer Gebärenden mit Übertragung (mehr als 14 Tage über den Entbindungstermin) sowie zum Geburtsmodus geklärt.

Die Hebamme beginnt die Dokumentation der Geburt in der Regel mit dem ersten Ruf der Schwangeren zur Geburt. Je nachdem wie kurz vor der Geburt die Hebamme geholt wird, bemisst sich die Anwesenheit der Hebamme auf mehr oder weniger Stunden, in denen sie Befunde erheben und Komplikationen erkennen kann. Wie für die Klinikgeburt gilt auch für die außerklinische Geburt, dass bspw. der Zeitpunkt, an dem muttermundswirksame Wehen beginnen, nicht immer genau bestimmt werden kann.

Das Studienkollektiv wird nach der Methode „intention to treat" analysiert, damit verbleibt jede Gebärende in der Gruppe der Institution, in der die Geburt beginnt. Die meisten Hebammen können zwar keinen Einfluss auf die weiteren Maßnahmen nach einer Klinikverlegung ausüben, doch bleibt die Vergleichbarkeit der Studiengruppe mit anderen Gruppen erhalten und macht das Outcome nicht allein von der Verlegungsrate abhängig. In den hier betrachteten Aspekten wird besonders auf Maßnahmen (wie der Entschluss zur Verlegung) Wert gelegt, die außerklinisch tätige Hebammen beeinflussen können. In einem Fall wird die Zielbeschreibung direkt mit der Verlegungsrate der Klinik verbunden: Die Verlegung eines Neugeborenen wird für die klinische wie für die außerklinische Geburtshilfe als Zeichen gewertet, dass das Kind nach der Geburt schwerwiegende Auffälligkeiten zeigt. Es stellt sich die Frage, ob die außerklinisch tätigen Hebammen in den schwerwiegenden Fällen bereits die Verlegung der Gebärenden in die Klinik durchführen. In Ermangelung aussagekräftigerer Parameter wird eine Hilfskonstruktion gewählt: Der Zustand der Neugeborenen sollte bei einer Geburt am außerklinischen Geburtsort nicht so häufig alarmierend sein, dass ihre Verlegungsrate die Verlegungsrate nach einer in die Klinik weitergeleiteten außerklinischen Geburt übersteigt.

3.1. Personen bei der Geburt

Ziel 4:
Bei 99% aller Geburten begleitet die Hebamme nicht als einzige Anwesende die Gebärende

Nach Einschätzung von QUAG e.V. ist während der Geburt die Anwesenheit einer weiteren Person außer der Gebärenden und ihrer Hebamme wünschenswert. In diesem Zusammenhang wird unter einer weiteren Person sowohl das engere Umfeld der Gebärenden (Bezugspersonen aus privaten bzw. familiären Kreisen) als auch Professionelle wie eine zweite Hebamme oder ärztliche Hilfe verstanden. Im vorliegenden Ziel zur Qualität außerklinischer Geburtshilfe wird die Unterscheidung zwischen „Laien" und „Professionellen" nicht gemacht, da es hier um eine Unterstützung geht, die fast jede Person der Hebamme geben kann. Für manche Handreichungen (wie Zureichen von Wäsche), als Stütze in manchen Gebärpositionen sowie in Verlegungssituationen (Erledigung von Telefonaten) ist eine weitere anwesende Person oft hilfreich.

Gleichzeitig wird der Wunsch einer kleinen Gruppe von Schwangeren akzeptiert, ganz allein mit einer Hebamme zu gebären. Solange keine gegenteiligen Beweise vorliegen, wird das oben genannte Ziel als Faktor angesehen, der die Betreuungs- und somit die Strukturqualität verbessert. Dementsprechend ist es anzustreben, möglichst alle Geburten mit mindestens einer weiteren Person zu begleiten. Dies gilt insbesondere für Geburten, bei denen die Hebamme mehr als zwei Stunden bis zur eigentlichen Geburt anwesend ist. In dieser Zeitspanne sollte es organisatorisch problemlos möglich sein, eine weitere Person hinzuzuziehen.

Studienergebnisse

Die Tabelle 10 zeigt, dass nur 397 Geburten (oder 0,97% aller 41.024 Geburten, 1.130 Angaben (2,7%) fehlen) ohne diesen weiteren Beistand stattfinden. Der Prozentsatz schwankt über die Jahre kaum und liegt zwischen 0,8% und 1,1% der jährlichen Gesamtgeburtenzahl. In diesem Rahmen wird darauf verzichtet, zu untersuchen, ob diese wenigen Geburten mit speziellen pathologischen Befunden einhergehen. Zudem kann aus dem Dokumentationsbogen nicht ersehen werden, ob die Schwangeren ausdrücklich keine weiteren Personen bei sich wünschen. In 99,03%

aller Geburten ist eine weitere Person anwesend, doch ist diese Aussage durch den Anteil von 2,7% fehlender Angaben nicht als gesichert anzusehen.

Mändle et al (1995) sehen es als positiv an, wenn Hebammen durch eine weitere Hebamme oder durch ärztliche Hilfe unterstützt werden – neben der Anwesenheit des Partners oder einer Freundin. Bei 20.788 oder 50,67% aller Geburten der Studie *„Außerklinische Geburt in Deutschland. German Out-Of-Hospital Birth Study 2000-2004"* ist professionelle Hilfe (eine zweite Hebamme oder ein Arzt/ eine Ärztin) anwesend.

Tabelle 10: Anwesenheit einer weiteren Person neben der Hebamme

	Studiengruppe n (%)
Alle Geburten mit auswertbaren Angaben	41.024 (100%)
ausschließlich Hebamme anwesend	397 (0,97%)
Hebamme und mindestens eine weitere Person anwesend	40.627 (99,0%)
davon weitere Hebamme oder ärztliche Hilfe anwesend	20.788 (50,7%)

Anteil der Geburten mit und ohne Anwesenheit weiterer Personen. Grundmenge: n= 42.154 (alle begonnenen Haus- und Geburtshausgeburten). Fehlende Angaben: n= 1.130. Prozentzahlen beziehen sich auf die neue Grundmenge: n= 41.024.

Zur Forschungslage

In zahlreichen amerikanischen Studien wurde gezeigt, dass eine „doula" die Geburt im amerikanischen Geburtssetting signifikant verkürzt (zuletzt erschienen: Campbell et al 2006). Andere wissenschaftliche Untersuchungen beziehen sich bisher auf die weitere Hinzuziehung professioneller Hilfe zur Geburt. In einer prospektiven nordamerikanischen Studie von Davies et al (1996: 1305) wird die Verringerung der Transferrate nach Wehenbeginn für die Fälle beschrieben, in denen Hebammen von praktischen ÄrztInnen unterstützt wurden.

Zusammenfassung

Bei 99% aller Geburten begleitet die Hebamme nicht als einzige Anwesende die Gebärende. Damit ist dieses Ziel erreicht.

Von 100 Gebärenden	
haben **99 Frauen noch eine** **weitere Begleitung** **neben der Hebamme**	**hat** **1 Frau keine** **weitere Begleitung** **neben der Hebamme**

Abbildung 14: Anteil der Gebärenden mit weiteren bei der Geburt anwesenden Personen neben der Hebamme

3.2. Vorzeitiger Blasensprung

Ziel 5:
Höchstens fünf Prozent der Gesamtmenge sind Gebärende ohne Geburtswehen, denen zu früh (12 Stunden oder länger vor Wehenbeginn) Fruchtwasser abgegangen ist

Die vorliegende Studie orientiert sich am Ziel der WHO, dass bei allen normalen Geburten[1] möglichst selten Amniotomien durchgeführt werden (WHO 1996: 4). Gleichzeitig tritt die WHO dafür ein, dass bis zu 48 Stunden nach spontanem Blasensprung auf den Wehenbeginn gewartet werden kann, ohne Mutter und Kind vermehrten Risiken auszusetzen (WHO 1996: 20).

Eine Hebamme kann zwar nicht den spontanen Fruchtblasensprung verhindern, aber sie kann durchaus dafür sorgen, dass die Geburt daraufhin in Gang kommt, d.h. der Wehenbeginn angeregt wird. Je länger die Fruchtblase offen ist und den Weg für Erreger jeder Art in die Fruchthöhle frei gibt, desto höher ist die Infektionsgefahr für diese sensible Körperregion.

In welcher Weise die Hebamme die Geburt anregt oder welche Maßnahmen sie innerhalb von 12 Stunden nach der Eröffnung der Fruchtblase – auch vergeblich – unternimmt, ist nicht Gegenstand der Untersuchung. Ebenso wird hier nicht zwischen spontanem Fruchtblasensprung und künstlicher Fruchtblasensprengung (Amniotomie) unterschieden. Die letztgenannte Intervention spricht stärker für eine Fehleinschätzung des Geburtsfortschritts, doch ist an dieser Stelle von Wichtigkeit, dass die Wehen überhaupt innerhalb von 12 Stunden nach Fruchtwasserabgang beginnen. Dieser Zeitraum wird in den Lehrbüchern für Geburtshilfe als ungefährlich für Mutter und Kind beschrieben.

(1) Definiert – wie erwähnt – als: „Spontaneous in onset, low-risk at the start of labour and remaining so throughout labour and delivery. The infant is born spontaneously in the vertex position between 37 and 42 completed weeks of pregnancy. After birth mother and infant are in a good condition." (WHO 1996: 3)

58

Studienergebnisse

Amniotomie und Blasensprung
Bei 6.593 Gebärenden oder 15,7% der 42.112 Gebärenden, zu denen Angaben vorliegen, wird die Fruchtblase geöffnet. Bei 3.287 Geburten oder 16,5% der Geburten, die im Geburtshaus beginnen, ist eine Amniotomie dokumentiert. Bei 3.152 Geburten oder 14,2% der Geburten, die als Hausgeburt beginnen, wird eine Amniotomie durchgeführt. Die Rate der Blasensprünge, die sich vor dem Wehenbeginn ereignen, beträgt etwa 24% der Grundgesamtmenge.

Wehenbeginn 12 Stunden und später nach Fruchtwasserabgang (zur Zielmarke)
Der Prozentsatz der Geburten mit offener Fruchtblase in einem Zeitraum von 12 Stunden und länger vor Wehenbeginn liegt in der Gesamtgruppe bei genau 5,0% (er betrifft 1.992 von 40.241 auswertbaren Geburten), siehe Tab. 11. Die Angaben beziehen sich auf eine Gesamtmenge von 40.241 Geburten, da die Zeitangaben für 1.913 Geburten (4,5%) widersprüchlich bzw. ungenau waren.

Tendenz über die Jahre
Gilt dieser Umstand (12 Stunden und länger Blasensprung, bevor die Wehen einsetzen) im Jahr 2000 noch für 5,5% aller Gebärenden, macht er im Jahr 2003 nur 4,6% aller Gebärenden aus, liegt aber im Jahr 2004 wiederum bei 5,2% aller Gebärenden, siehe Tab. 11. Somit lässt sich von einer gleichbleibenden Tendenz sprechen (Linear Trendtest: p= n.s.).

Differenzierung nach Institution
Auch die Differenzierung in Hausgeburt und Geburtshaus gibt keine wesentlichen Unterschiede zwischen den beiden Institutionen wieder: Während bei den 21.290 begonnenen und auswertbaren Hausgeburten ein Zeitabstand von 12 und mehr Stunden bei 999 Gebärenden oder 4,7% der Hausgeburten dokumentiert wurde, sind es 993 Gebärende oder 5,2% aller Geburten der Geburtshausgruppe.

Forschungsergebnisse aus anderen Studien in Gegenüberstellung

Zur Frage der Zeitabstände zwischen Fruchtwasserabgang und Geburt liegen unterschiedliche Abfragen für außerklinische Geburten vor. Am ehesten sind Fragen nach der Blasensprengung gegenüberzustellen:
Bei den 5.418 geplanten und auch noch bei Wehenbeginn gewünschten Hausgeburten aus Nordamerika im Jahr 2000 wurde bei 272 Geburten oder 5,0% aller Geburten eine Amniotomie dokumentiert (Johnson und Daviss 2005). Hier zeigt das deutsche Hausgeburtskollektiv eine hohe Rate (14,2%). Für die begonnenen Geburten aus den Jahren 1985 bis 1987 in den Geburtszentren in den USA wurde diese Maßnahme als Geburtsbeschleunigung im Geburtszentrum selbst sehr selten

angewendet (unter 0,5% aller dokumentierten Geburten). Auch hier liegt die Rate des Geburtshauskollektivs in Deutschland weit darüber (16,5%).

Bislang gibt nur Wiegers Angaben für eine gemeinsame Betrachtung von Blasensprung und Amniotomie. Die untersuchte Zeitspanne beträgt jedoch einen Zeitraum von mehr als 12 Stunden vor der tatsächlichen Geburt. Wiegers et al (1996) differenzieren darüber hinaus nach Parität: 63 oder 13,4% aller 471 Erstgebärenden, die eine Hausgeburt planen, haben einen Blasensprung oder eine eröffnete Fruchtblase (ruptures membranes for > 12 hours) mehr als 12 Stunden vor der tatsächlichen Geburt. Wesentlich weniger, nämlich 43 oder 6,4% der 669 Mehrgebärenden, die eine Hausgeburt planen, haben „ruptures membranes for > 12 hours". Dieser Hinweis auf erhebliche Unterschiede zwischen den beiden Paritätsgruppen sollte auch in weiterführenden Untersuchungen in der BRD berücksichtigt werden. Wie Abbildung 15 zeigt, haben 7 bis 8% der Erstgebärenden, aber nur etwa 4% der Mehrgebärenden, einen Blasensprung 12 Stunden und länger vor Wehenbeginn.

Zusammenfassung

Grenzwerte für ansonsten normale außerklinische Geburten gibt es für den Zeitraum, der zwischen Fruchtwasserabgang und Wehenbeginn verstreichen darf, nicht. Das gesetzte Ziel orientiert sich daher an dem in der Studie vorgefundenen Wert, dass lediglich bei 5% aller Gebärenden 12 Stunden und mehr verstreichen, ehe nach Blasensprung die Wehen einsetzen.

Aus der Studie von Wiegers et al (1996) werden die in der Geburtshilfe bekannten Unterschiede zwischen Erstgebärenden und Mehrgebärenden verdeutlicht: Bei Erstgebärenden kann es nach einem Fruchtwasserabgang erheblich länger dauern, bis die Geburt einsetzt. Daher sollte in Zukunft bei der Zielbeschreibung, aber auch bei jedem Vergleich mit anderen Gruppen eine Differenzierung nach Parität erfolgen.

Tabelle 11: Zeitspanne zwischen Fruchtwasserabgang und Wehenbeginn nach Jahrgängen

Dauer von Fruchtblasensprung bzw. .-sprengung bis Wehenbeginn nach Jahrgängen						
	2000	2001	2002	2003	2004	Gesamt
12 Stunden und mehr vor Wehenbeginn	414	387	377	373	441	1.992
	5,5 %	4,8 %	4,6 %	4,6 %	5,2 %	5,0 %
Weniger als 12 Stunden vor Wehenbeginn	1.489	1.636	1.652	1.698	1.691	8.166
	19,9 %	20,4 %	20,3 %	20,8 %	20,0 %	20,3 %
Nach Wehenbeginn	5.574	6.004	6.095	6.078	6.332	30.083
	74,5 %	74,8 %	75,0 %	74,6 %	74,8 %	74,8 %
Gesamt + Prozent	7.477	8.027	8.124	8.149	8.464	40.241

Dauer von Fruchtblasensprung bzw. -sprengung bis zum Wehenbeginn (12 Stunden und länger sowie innerhalb von weniger als 12 Stunden) nach Jahrgängen. Gesamtgrundmenge: n= 42.154 (alle begonnenen Haus- und Geburtshausgeburten). Fehlende Angaben: n= 1.913 auf Grund von Ungenauigkeiten in den Zeitangaben. Neue Gesamtgrundmenge: n= 40.241. Prozentzahlen beziehen sich auf die jeweilige Grundmenge des Jahrgangs.

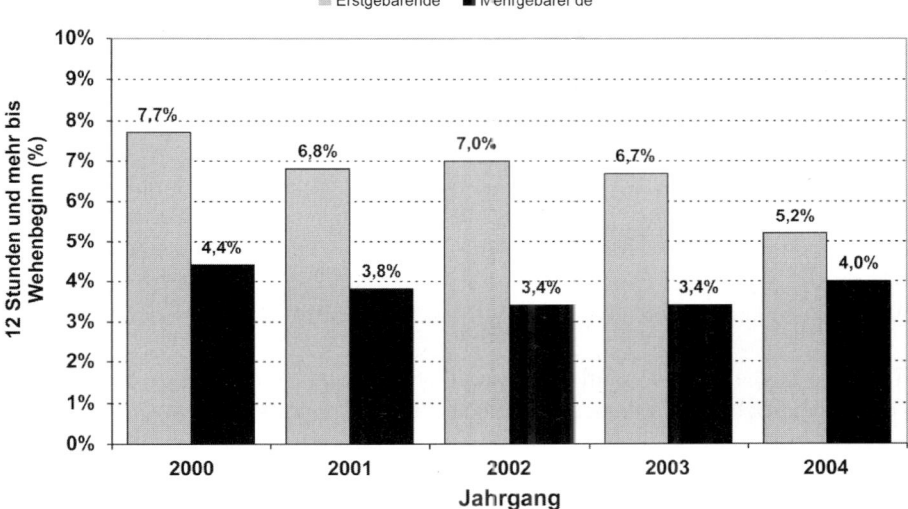

Abbildung 15: Zeitspanne zwischen Fruchtwasserabgang und Wehenbeginn nach Jahrgängen und Parität. Dauer von Fruchtblasensprung bzw. –sprengung bis zum Wehenbeginn (12 Stunden und länger) nach Jahrgängen. Gesamtgrundmenge: n= 42.154 (alle begonnenen Haus- und Geburtshausgeburten). Fehlende Angaben: n= 1.913 auf Grund von Ungenauigkeiten in den Zeitangaben. Neue Gesamtgrundmenge: n= 40.241. Prozentzahlen beziehen sich auf die jeweilige Grundmenge des Jahrgangs abzüglich der nicht auswertbaren Fälle.

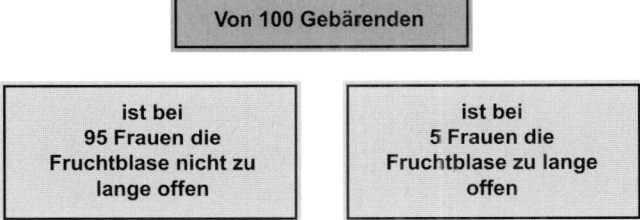

Abbildung 16: Anteil der Gebärenden mit Fruchtwasserabgang 12 Stunden und länger vor Wehenbeginn

3.3 Geburtsstillstand

Ziel 6:
Gebärende mit starken Verzögerungen oder Geburtsstillstand in der Eröffnungsperiode (Eintrag C 82) werden großzügig (zu mindestens 70%) verlegt

Ein besonderes Augenmerk wird auf diesen Befund gelegt, da er eine Komplikation bezeichnet, die sich auf Grund von Wehenschwäche oder allgemeiner Schwäche der Gebärenden langsam einstellt und genügend Zeit lässt, entsprechende Maßnahmen zu ergreifen. Diese werden für die Studie nicht im Einzelnen abgefragt. Eine Verlegung kommt immer dann in Frage, wenn alle anderen Unterstützungsmaßnahmen (entweder der Gebärenden eine Erholungspause zu ermöglichen oder die Wehen anzuregen) nicht greifen. Die Gabe von Wehenmitteln wie Oxytocin wird in der Regel vermieden. Der Befund zeigt in den bisher veröffentlichten Qualitätsberichten für die außerklinische Geburtshilfe (absolut gesehen) die höchste Verlegungsrate im Vergleich zu allen anderen Befunden während der Geburt .

Da keine Studien Vorhersagen ermöglichen, ab wann eine solche, ansonsten relativ befundfreie Geburt pathologisch wird, kann zunächst nur als Ziel festgelegt werden, dass die Rate der Verlegungen etwa 70% aller Frauen mit starken Verzögerungen oder Geburtsstillstand in der Eröffnungsperiode ausmachen sollte. Eine konstante Verlegungspraxis in diesen Fällen in Verbindung mit einem konstant gutem Outcome von Mutter und Kind kann auf ein einheitliches / sinnvolles Vorgehen hindeuten. Grundsätzlich ist der angegebene Wert davon abhängig, wie viele Frauen überhaupt eine Verzögerung in der Eröffnungsperiode haben.

Studienergebnisse

Befund:

Starke Verzögerungen oder Geburtsstillstand in der Eröffnungsperiode
Insgesamt 3.019 Frauen oder 7,2% von allen 42.154 Gebärenden aus den fünf Jahren haben starke Verzögerungen oder einen Geburtsstillstand in der Eröffnungsperiode.

Tendenz
Über die Jahre werden es prozentual etwas mehr. Der Wert steigt von 6,7% aller Gebärenden im Jahr 2000 auf 7,3% aller Gebärenden im Jahr 2004, Linear Trendtest: $p < 0,05$ (siehe Tab. 12).

Verlegungsgrund:

Starke Verzögerungen oder Geburtsstillstand in der Eröffnungsperiode

Genau 2.116 Frauen oder 5,0% von allen 42.154 Gebärenden werden wegen starker Verzögerungen oder wegen Geburtsstillstand in der Eröffnungsperiode als Hauptverlegungsgrund verlegt (im Dokumentationsbogen muss die Hebamme den wichtigsten Verlegungsgrund notieren).

Tendenz

Wie beim Befund selbst ist auch die Verlegungsrate wegen Verzögerungen in der Eröffnungsperiode bezogen auf alle Geburten der einzelnen Jahrgänge leicht ansteigend: von 4,7% aller Geburten im Jahr 2000 (niedrigster Wert mit 370 Verlegungen) auf 5,3% aller Geburten im Jahr 2004 (höchster Wert mit 469 Verlegungen), Linear Trendtest: $p < 0,05$, siehe Tabelle 13. Auch in Bezug auf die Gesamtmenge aller Verlegungen nimmt dieser Verlegungsgrund über die Jahre einen etwas größeren Anteil ein (Linear Trendtest: $p < 0,05$) und liegt mit 2.116 Verlegungen wegen protrahierter Geburt bei 40,1% aller 5.277 Verlegungen während der Geburt.

Tendenz nach Parität

Jedoch zeigt sich bei den insgesamt 14.881 Erstgebärenden der fünf Jahrgänge eine gleichbleibende Tendenz (Linear Trendtest: $p =$ n.s.). Ihre Verlegungsrate wegen Geburtsverzögerung in der Eröffnungsperiode ist mit 1.631 Verlegungen oder 11,0% aller Geburten bei Erstgebärenden gleichbleibend (siehe Tab. 14). Der leichte Anstieg der Verlegungen liegt daher nur in der Gruppe der 27.264 Mehrgebärenden mit insgesamt 485 Verlegungen oder 1,8% aller Geburten begründet: Im Jahr 2000 wurden 69 oder 1,4% der 5.107 Mehrgebärenden verlegt, im Jahr 2004 waren es 121 oder 2,1% aller 5.697 Mehrgebärenden des Jahrgangs (Linear Trendtest: $p < 0,01$).

Zu Bedenken gilt: Die Verlegungsrate der Erstgebärenden mit 11% ist gegenüber der Verlegungsrate der Mehrgebärenden mit 1,8% sechs mal so hoch. Von den 2.116 Frauen, die wegen Verzögerungen in der Eröffnungsperiode verlegt wurden, sind 77%, genau 1.631 Frauen, Erstgebärende.

Zur Zielvorgabe

Damit machen die verlegten 2.116 Frauen genau 70,1% aller 3.019 Frauen mit starker Verzögerungen oder einem Geburtsstillstand in der Eröffnungsperiode aus.

Zur Forschungslage

Aus einer britischen Erhebung im Jahr 1993 wurden 12 Schwangere oder 4,8% der 251 Schwangeren, die eine Hausgeburt planten, wegen „slow progress" verlegt – 5 der 12 Frauen (demnach etwa 42% der Verlegten) waren Erstgebärende (Davies 1996).

Zusammenfassung

Für die deutsche außerklinische Geburtshilfe wurde eine Verlegungsrate wegen Verzögerungen oder Geburtsstillstand in der Eröffnungsperiode (als Hauptverlegungsgrund) von 5% aller Geburten dokumentiert – ein Wert, der zu dem Ergebnis einer britischen Studie mit 4,8% aller geplanten Hausgeburten (Davies 1996) passt. Dieser Verlegungsgrund bestreitet 40% aller Verlegungen.

Der in der Zielvorgabe vorgeschlagene Wert für Verlegte mit protrahiertem Geburtsverlauf in der Eröffnungsperiode von mindestens 70% aller Frauen mit protrahiertem Geburtsverlauf in der Eröffnungsperiode wird erfüllt: 2.116 Frauen oder 70,1% aller 3.019 Frauen mit starker Verzögerungen oder Geburtsstillstand in der Eröffnungsperiode werden verlegt.

Besonders hervorzuheben ist jedoch, dass der Hauptanteil (mehr als Dreiviertel) der Verlegungen wegen protrahierter Geburt bei den Erstgebärenden zu finden ist. Daher sollte eine weiterführende Zielformulierung und ein Vergleich mit anderen Gruppen die Parität stets berücksichtigen.

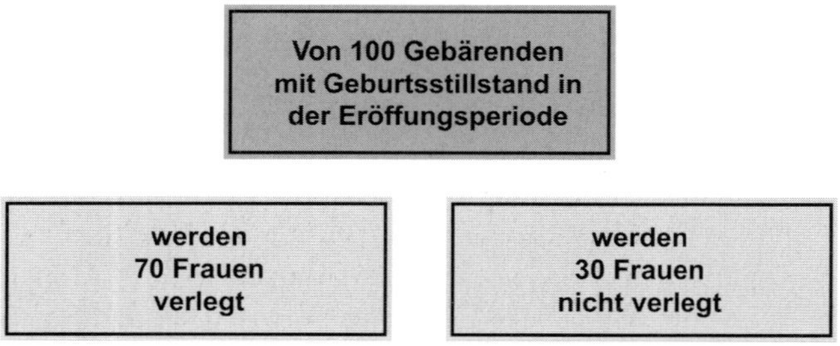

Abbildung 17: Anteil der subpartalen Verlegungen von allen Gebärenden mit Verzögerungen oder Geburtsstillstand in der Eröffnungsperiode

Tabelle 12: Verzögerungen während der Eröffnungsperiode nach Jahrgängen

Geburtsrisiko C82: Protrahierte Geburt / Geburtsstillstand in der Eröffnungsphase nach Jahrgängen						
	2000	2001	2002	2003	2004	Gesamt
Nein	7.385	7.876	7.860	7.841	8.173	39.135
	93,3 %	93,2 %	92,7 %	92,4 %	92,7 %	92,8 %
Ja	533	577	615	648	646	3.019
	6,7 %	6,8 %	7,3 %	7,6 %	7,3 %	7,2 %
Gesamt	7.918	8.453	8.475	8.489	8.819	42.154

Eintrag C 82: Protrahierte Geburt / Geburtsstillstand in der Eröffnungsperiode nach Jahrgängen. Gesamtgrundmenge: n= 42.154 (alle begonnenen Haus- und Geburtshausgeburten). Prozentzahlen beziehen sich auf die jeweilige Grundmenge des Jahrgangs.

Tabelle 13: Verzögerungen während der Eröffnungsperiode als Hauptverlegungsgrund nach Jahrgängen

Hauptverlegungsgrund C82 : Protrahierte Geburt / Geburtsstillstand in der Eröffnungsphase nach Jahrgängen						
	2000	2001	2002	2003	2004	Gesamt
Nein	7.548	8.045	8.054	8.041	8.350	40.038
	95,3 %	95,2 %	95,0 %	94,7 %	94,7 %	95,0 %
Ja	370	408	421	448	469	2.116
	4,7 %	4,8 %	5,0 %	5,3 %	5,3 %	5,0 %
Gesamt	7.918	8.453	8.475	8.489	8.819	42.154

Hauptverlegungsgrund C 82: Protrahierte Geburt / Geburtsstillstand in der Eröffnungsperiode nach Jahrgängen. Gesamtgrundmenge: n= 42.154 (alle begonnenen Haus- und Geburtshausgeburten). Prozentzahlen beziehen sich auf die jeweilige Grundmenge des Jahrgangs.

Tabelle 14: Verzögerungen während der Eröffnungsperiode bei Erstgebärenden als Hauptverlegungsgrund nach Jahrgängen

Hauptverlegungsgrund C82 bei Erstgebärenden: Protrahierte Geburt / Geburtsstillstand in der Eröffnungsphase nach Jahrgängen						
	2000	2001	2002	2003	2004	Gesamt
Nein	2.506	2.625	2.629	2.718	2.772	13.250
	89,3 %	89,2 5	88,9 %	88,9 %	88,8 %	89,0 %
Ja	301	317	327	338	348	1.631
	10,7 %	10,8 %	11,1 %	11,1 %	11,2 %	11,0 %
Gesamt	2.807	2.942	2.956	3.056	3.120	14.881

Eintrag 82 Protrahierte Geburt / Geburtsstillstand in der Eröffnungsperiode für Erstgebärende nach Jahrgängen. Gesamtgrundmenge: n= 14.881 (alle Erstgebärenden mit begonnenen Haus- und Geburtshausgeburten). Prozentzahlen beziehen sich auf die jeweilige Grundmenge des Jahrgangs.

Tabelle 15: Verzögerungen während der Eröffnungsperiode bei Mehrgebärenden als Hauptverlegungsgrund nach Jahrgängen

		2000	2001	2002	2003	2004	Gesamt
Hauptverlegungsgrund C82 bei Mehrgebärenden: Protrahierte Geburt / Geburtsstillstand in der Eröffnungsphase nach Jahrgängen							
Nein		5.038	5.418	5.425	5.322	5.576	26.779
		98.6 %	98,3 %	98,3 %	98,0 %	97,9 %	98,2 %
Ja		69	91	94	110	121	485
		1,4 %	1,7 %	1,7 %	2,0 %	2,1 %	1,8 %
Gesamt		5.107	5.509	5.519	5.432	5.697	27.264

Eintrag 82 Protrahierte Geburt / Geburtsstillstand in der Eröffnungsperiode für Mehrgebärende nach Jahrgängen. Gesamtgrundmenge: n= 27.264 (alle Mehrgebärenden mit begonnenen Haus- und Geburtshausgeburten) Prozentzahlen beziehen sich auf die jeweilige Grundmenge des Jahrgangs.

3.4. Schmerzmittel

Ziel 7:
Bei mindestens 80% aller Erstgebärenden und 95% aller Mehrgebärenden ist der Einsatz von Analgetika/ Spasmolytika während der Geburt nicht erforderlich

Bei dem Entschluss, zu Hause oder in einem Geburtshaus zu gebären, spielt der Wunsch, möglichst ohne Medikamente aus eigener Kraft zu gebären, eine entscheidende Rolle (Bässler-Weber 2002: 131). Die Medikamentengabe beeinflusst zudem sowohl den Geburtsverlauf (sie kann mit Wehenschwäche einhergehen) als auch die Entstehung von Komplikationen wie verstärkte post partale Blutungen. Der Wunsch von Schwangeren wird im Ziel getrennt nach Parität formuliert, da die vorliegende Studie den bekannten Unterschied nochmals deutlich aufzeigt. Inwieweit ihm Rechnung getragen werden konnte, deuten die folgenden Zahlen an, wobei aus der Dokumentation nicht hervorgeht, wer die Gabe des Mittels gewünscht oder angeboten hat (Gebärende, begleitende Hebamme oder – bei Verlegung – das Personal in der Klinik).

Studienergebnisse

Von den 42.154 Gebärenden benötigen 38.498 Gebärende oder 91,3% aller Gebärenden keine Analgetika oder Spasmolytika (Schmerz- oder Entspannungsmittel) während der außerklinisch oder klinisch beendeten Geburt. Nur bei 3.656 Frauen oder 8,7% aller Gebärenden ist die Gabe von Analgetika/Spasmolytika erforderlich oder gewünscht.

Zur Parität

Bei 2.446 Erstgebärenden oder 16,4% aller 14.881 Erstgebärenden ist die Gabe von Analgetika oder Spasmolytika erforderlich. Genau 1.210 oder 4,4% aller 27.264 Mehrgebärenden, zu denen Angaben vorliegen, haben Bedarf an dieser Maßnahme. Hier ist ein deutlicher Unterschied zu erkennen (p < 0,001).
Für die Erstgebärenden gilt: 83,6% benötigen keine Analgetika oder Spasmolytika. Für die Mehrgebärende gilt dagegen: 95,6% benötigen keine Analgetika oder Spasmolytika. Die Zielbeschreibung geht damit richtigerweise auf den Unterschied nach Parität ein.

Trend über die Jahre

Der Trend zeigt eine leicht ansteigende Tendenz über die Jahrgänge (p= 0,002): 8,2% aller Gebärenden im Jahr 2000 und 8,8% aller Gebärenden im Jahr 2004 (2001 liegt der niedrigste Wert: 8,1%, im Jahr 2003 der höchste Wert: 9,9%).

Trend über die Jahre nach Parität

Wird jedoch nach Parität in den Jahrgängen differenziert, so löst sich diese Tendenz etwas auf: Bei den Erstgebärenden ist die Behandlung über die Zeit gleich geblieben (p= n.s.) und liegt in den fünf Jahren bei 16,4% aller Erstgebärenden. In der Gruppe der Mehrgebärenden erhalten 1.210 Frauen oder 4,4% Analgetika oder Spasmolytika. Hier ist ein signifikanter Anstieg über die Zeit zu verzeichnen (p= 0,003): Die Gabe von Analgetika oder Spasmolytika ist im Jahr 2000 bei 4,0% (niedrigster Wert), im Jahr 2003 bei 5,2% (höchster Wert) und im Jahr 2004 bei 4,7% aller Mehrgebärenden verzeichnet.

Differenzierung nach Institution

Auch eine Differenzierung nach Geburtsort ist nur bedingt aussagekräftig: Da 16,4% aller Erstgebärenden Schmerzmittel erhalten (gegenüber 4,4% aller Mehrgebärenden) und 64% aller Erstgebärenden die Geburt im Geburtshaus beginnen (gegenüber 38% aller Mehrgebärenden), ist die Rate an Medikamentengaben im Geburtshauskollektiv höher: Im Hausgeburtssetting sind 5,1% aller Hausgeburten mit der Gabe von Analgetika oder Spasmolytika verbunden, während die Mittel im Geburtshaus von 12,6% dieses Kollektivs genutzt werden. Über die Jahre bleibt der Verbrauch bei den Hausgeburten konstant, während er im Geburtshauskollektiv ansteigt (p= 0,001): Die Gabe von Analgetika oder Spasmolytika liegt im Jahr 2001 bei 11,3% aller Geburten im Geburtshaus (niedrigster Wert), im Jahr 2003 bei 14,7% (höchster Wert).
Gleichzeitig hat das Geburtshaus auch eine höhere Verlegungsrate als die Hausgeburt. Da zudem der Zeitpunkt der Medikamentengabe nicht dokumentiert ist, kann bei Verlegungen sub partu nicht geklärt werden, ob eine Verabreichung von Analgetika oder Spasmolytika ohne Einfluss der Geburtshaushebamme erfolgt.

Zur Verlegung
Die Verlegung spielt im Zusammenhang mit der Medikamentengabe eine wichtige Rolle: Von allen 5.277 während der Geburt verlegten Frauen erhalten 1.243 Frauen oder 23,6% Analgetika oder Spasmolytika. Da diese Teilgruppe aus Frauen u.a. mit Komplikationen wie Verzögerungen in der Eröffnungsperiode besteht, verwundert es nicht, dass sie dreimal häufiger die Medikamente erhalten als die Gruppe der nicht sub partal verlegten Gebärenden. Hier werden wesentlich weniger Gaben dokumentiert (6,4% der nicht verlegten Gebärenden). Auch die post partal verlegten Mütter mit außerklinischem Geburtsort bekommen während der Geburt diese Medikamente seltener als die während der Geburt verlegten (9,5% der post partal verlegten Gebärenden). Da keine Zeitangabe für die Verwendung des Medikamentes abgefragt ist, kann nur vermutet werden, dass viele Frauen mit dem Ziel, in der Klinik Schmerzmittel zu erhalten, verlegt werden. Ebenso ist nicht bekannt, ob das Mittel angeboten oder eingefordert wurde. Auch genaue Mengen- und Mittelangaben fehlen, daher kann auch nichts darüber ausgesagt werden, ob vor einer Verlegung die Möglichkeiten der medikamentösen Schmerzlinderung ausgeschöpft worden sind.

Zur Forschungslage
Aus dem Bericht von Stewart et al (2005: 20) zur Praxis in selbstständigen Geburtszentren geht eindeutig hervor, dass Gebärende häufig ohne „pharmacological pain relief" auskommen. Von 1.230 begonnenen Hausgeburten in Baden-Württemberg aus den Jahren 1992–1995 wurde bei 55 Geburten oder 4,5% die Anwendung von Analgetika oder Spasmolytika dokumentiert (Bässler-Weber 2002: 132), ein Wert der dem Wert von 5,1% für das Hausgeburtskollektiv in der vorliegenden Studie nahe kommt.
Die Unterschiede nach Parität sind für die Geburtshilfe nicht neu und auch aus anderen Studien zur außerklinischen Geburtshilfe bekannt: Für die begonnenen Geburten aus den Jahren 1985 bis 1987 in den Geburtszentren in den USA wurde die Gabe von „analgesic, tranquilizer, or sedative during labor" bei 24% aller Erstgebärenden und bei 6,2% aller Mehrgebärenden dokumentiert (Rooks et al 1989).

Schlussfolgerung

Der Bedarf an Schmerzmitteln kommt in der außerklinischen Geburtshilfe in Deutschland selten auf. Insgesamt 91,3% aller Gebärenden hatten keinen Bedarf an Analgetika oder Spasmolytika. Allerdings gilt dieser Wert nicht für Erstgebärende: 83,6% der Erstgebärenden benötigten keine Analgetika oder Spasmolytika. Mehrgebärende verwenden diese Mittel selten: 95,6% benötigen keine Analgetika oder Spasmolytika. Die auf der Grundlage dieser Werte vorgeschlagene Zielvorgabe geht damit auf den Unterschied nach Parität ein, wobei Erstgebärende die Marke von 80% um 3,6 Prozentpunkte und Mehrgebärende die Marke von 95% um 0,6 Prozentpunkte überschreiten.
Sowohl nach den Daten der vorliegenden als auch der amerikanischen Studie (Rooks

et al 1989) erhielten Erstgebärende jeweils fast vier mal so häufig Medikamente zur Schmerzerleichterung. Daher ist eine Zielformulierung in Abhängigkeit von der Parität sinnvoll.

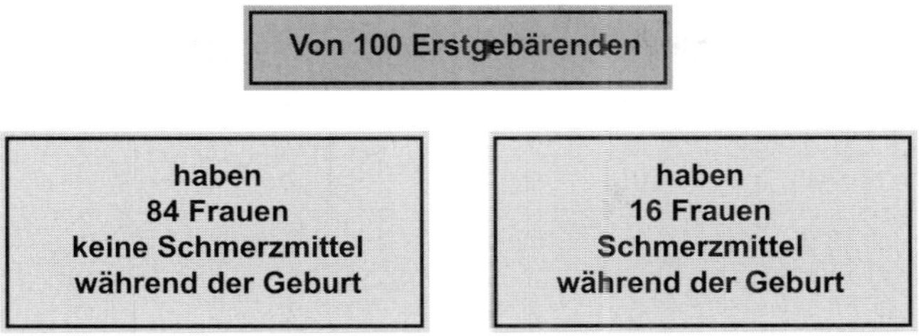

Abbildung 18: Anteil der Erstgebärenden, die keine Analgetika und/ oder Spasmolytika verbrauchen

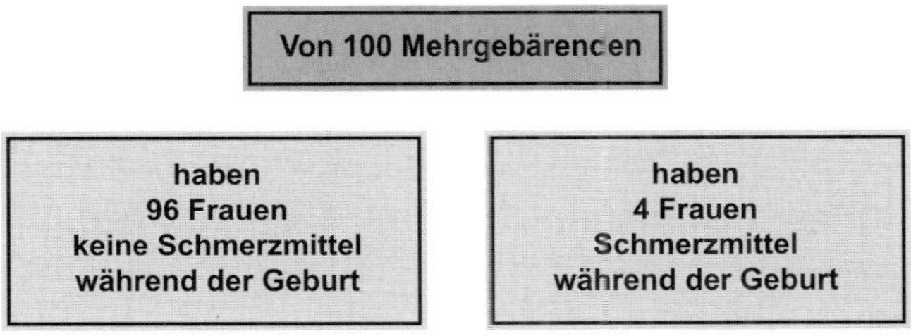

Abbildung 19: Anteil der Mehrgebärenden, die keine Analgetika und/ oder Spasmolytika verbrauchen

Tabelle 17: Verbrauch an Analgetika oder / und Spasmolytika nach Parität

Analgetika und / oder Spasmolytika und Parität			
	Erstgebärende	Mehrgebärende	Gesamt
Keine Analgetika und Spasmolytika	12.435	26.054	38.489
	32,3 %	67,7 %	100,0 %
	83,6 %	95,6 %	91,3 %
Analgetika und Spasmolytika	2.446	1.210	3.656
	66,9 %	33,1 %	100,0 %
	16,4 %	4,4 %	8,7 %
Gesamt	14.881	27.264	42.145
	35,3 %	64,7 %	100,0 %

Nutzung von Analgetika oder Spasmolytika nach Parität. Gesamtgrundmenge: n= 42.154 (alle begonnenen Haus- und Geburtshausgeburten). Prozentzahlen beziehen sich auf die jeweilige Grundmenge nach Parität.

Tabelle 16: Verbrauch an Analgetika oder / und Spasmoloytika nach Jahrgängen

Verbrauch an Analgetika und / oder Spasmolytika nach Jahrgängen						
	2000	2001	2002	2003	2004	Gesamt
Nein	7.268	7.767	7.774	7.645	8.044	38.498
	91,8 %	91,9 %	91,7 %	90,1 5	91,2 %	91,3 %
Ja	650	686	701	844	775	3.656
	8,2 %	8,1 %	8,3 %	9,9 %	8,8 %	8,7 %
Gesamt	7.918	8.453	8.475	8.489	8.819	42.154

Nutzung von Analgetika oder Spasmolytika nach Jahrgängen. Gesamtgrundmenge: n= 42.154 (alle begonnenen Haus- und Geburtshausgeburten). Prozentzahlen beziehen sich auf die jeweilige Grundmenge des Jahrgangs

3.5. Pathologische Herztöne

Ziel 8:
Bei dem Geburtsbefund pathologische Herztöne (C 77) ist die Wahrscheinlichkeit, dass das Neugeborene in die Kinderklinik verlegt wird, nach einer außerklinischen Geburt um mehr als die Hälfte niedriger als nach einer klinischen Geburtsbeendigung

An den Herztönen des Ungeborenen lässt sich meist schon früh eine beginnende Komplikation ablesen. Es hat allerdings nicht jeder Eintrag von C 77 „Pathologisches CTG oder auskultativ schlechte kindliche Herztöne" den gleichen Schweregrad: Es können Herztonmuster dabei sein, die lediglich engmaschige Kontrolle erfordern, sowie solche, die eine Verlegung notwendig machen. In der Regel werden die kindlichen Herztöne nicht von einer Minute auf die andere schwer pathologisch. Daher hat die Hebamme meist genügend Zeit, geeignete Maßnahmen zur Abwendung von krankhaften Zuständen zu ergreifen. Unter den geeigneten können in diesem Zusammenhang nur diejenigen Maßnahmen abgefragt werden, die aus dem Dokumentationsbogen ersichtlich werden: Zum einen ist dies die Unterstützung vor Ort (zweite Hebamme oder ärztliche Hilfe gerufen) und zum anderen kann die Verlegung während der Geburt in ein Krankenhaus eine geeignete Maßnahme sein. Für die Versorgung bei kindlichen Komplikationen nach der Geburt werden Maßnahmen wie kinderärztliche Hilfe, Verlegung in eine Kinderklinik und Reanimation als geeignet angesehen. Für diese Studie wurde die Verlegung als wichtigstes Kriterium ausgewählt. Die dafür zugrunde liegenden Annahmen gehen davon aus, dass die Verlegung der Gebärenden sowie die des Kindes einen Hinweis auf den Schweregrad des Befundes geben. Eine Verlegung des Kindes in eine Kinderklinik nach einer außerklinisch beendeten Geburt sollte daher nicht so häufig vorkommen wie aus dem Kreißsaal der Klinik, da in der Regel genug Zeit bleibt, um einen „Transport in utero" bei auffälligen Herztönen zu organisieren. Es wird immer einige Fälle geben, in denen der (schnelle) Geburtsverlauf diese Maßnahme nicht erforderlich macht.

Im Folgenden wird nach einer kurzen Beschreibung der Zielerfüllung zunächst auf die Anzahl der Geburten mit pathologischen Herztönen in der Gesamtgruppe eingegangen, dann werden Maßnahmen vor einer möglichen Verlegung angesprochen (Ruf einer weiteren Hebamme oder ärztlicher Hilfe), zuletzt konzentriert sich die Analyse auf die Verlegungsrate während der Geburt in Bezug auf die Verlegungsraten nach der Geburt.

Studienergebnisse

Zur Zielvorgabe
Von den 1.258 Gebärenden mit pathologischen kindlichen Herztönen wurden 69,9% in die Klinik verlegt. Von den in der Klinik geborenen Kindern wurden 10,2% in eine Kinderklinik verlegt. Nach den außerklinisch beendeten Geburten mit pathologischen Herztönen wurden 4,5% in eine Kinderklinik verlegt. Damit ist die Verlegungsrate um mehr als die Hälfte niedriger.

Zum Geburtsbefund pathologische Herztöne (C 77)
Von allen 42.154 Geburten sind 1.258 oder genau 3,0% aller Geburten mit auffälligen Herztönen verbunden.

Trend über die Jahre
Diese Angaben liegen in den fünf Jahren gleichbleibend bei etwa 3% (Linear Trendtest: p = n.s.). Es handelt sich um 222 Geburten (niedrigster Wert im Jahr 2002) bis 278 Geburten (höchster Wert im Jahr 2003), dabei hat jährlich ein Viertel dieser Geburten pathologische Herztöne als alleinigen Befund. Über den Schweregrad des Befundes sagt diese Angabe wenig aus, sondern deutet nur an, dass es sich hier nicht in jedem Fall um eine „Multimorbidität" handelt.

Verlegung postpartal bei pathologischen Herztönen
Von den 1.258 Kindern, die während der Geburt pathologische Herztöne aufzeigen, werden 107 Kinder in eine Kinderklinik verlegt (8,5% aller Geburten mit pathologischen Herztönen, dies entspricht einer kindlichen Verlegungsrate von 0,25% bezogen auf alle Geburten).

Tabelle 18: Anteil an Geburten mit auffälligen Herztönen nach Jahrgängen

Geburtsrisiko C77: pathologisches CTG oder auskultatorisch schlechte kindliche Herztöne nach Jahrgängen						
	2000	2001	2002	2003	2004	Gesamt
Nein	7.666	8.178	8.253	8.211	8.588	40.896
	96,8 %	96,7 %	97,4 %	96,7 %	97,4 %	97,0 %
Ja	252	275	222	278	231	1.258
	3,2 %	3,3 %	2,6 %	3,3 %	2,6 %	3,0 %
Gesamt	7.918	8.453	8.475	8.489	8.819	42.154

Anteil der Geburten mit pathologischem CTG oder auskultativ schlechten Herztönen in der Gesamtmenge nach Jahrgängen. Gesamtgrundmenge: n= 42.154 (alle begonnenen Haus- und Geburtshausgeburten). Prozentzahlen beziehen sich auf die jeweilige Grundmenge des Jahrgangs.

Zur Unterstützung während der Geburt vor Ort

Bei insgesamt 618 oder knapp der Hälfte aller Geburten mit pathologischen Herztönen wurde eine zweite Hebamme gerufen (siehe Tab. 19). Der Blick über die Jahre zeigt den Trend an, öfter die Kollegin bei diesem Befund zu rufen (Linear Trendtest: p =< 0,001). Zusammen mit der Feststellung, dass pathologische Herztöne nicht von Jahr zu Jahr stärker mit weiteren Komplikationen verbunden sind, kann gefolgert werden, dass sich offensichtlich die Praxis, eine Kollegin zu rufen (wie sie auch von den Hebammenverbänden vorgeschlagen wurde), weiter etabliert hat. Hier liegt offensichtlich ein allgemeiner Trend zur weiteren Absicherung der außerklinischen Geburt vor, denn bezogen auf die restliche Menge der Gesamtgeburtenzahl wird die zweite Hebamme ebenfalls zu etwa der Hälfte der Geburten gerufen (zu 20.562 oder 50,3% aller auswertbaren 40.884 Geburten).

Tabelle 19: Anteil an Geburten mit C 77 mit Ruf nach zweiter Hebamme

Zweite Hebamme gerufen bei C77 (pathologisches CTG oder auskultatorisch schlechte kindliche Herztöne) nach Jahrgängen						
	2000	2001	2002	2003	2004	Gesamt
Nicht gerufen	148	148	115	126	102	639
	58,7 %	54,0 %	51,8 %	45,3 %	44,2 %	50,8 %
Zweite Hebamme gerufen	104	126	107	152	129	618
	41,3 %	46,0 %	48,2 %	54,7 %	55,8 %	49,2 %
Gesamt	252	274	222	278	231	1.257

Zweite Hebamme gerufen bei allen Gebärenden mit pathologischen Herztönen nach Jahrgängen. Gesamtgrundmenge: n= 1.257 (alle Gebärenden mit pathologischen Herztönen, 1 Angabe zum Ruf einer zweiten Hebamme fehlt). Prozentzahlen beziehen sich auf die jeweilige Grundmenge des Jahrgangs.

Dagegen ist der Ruf nach ärztlicher Hilfe über die Jahre als gleichbleibend zu bezeichnen. Bei insgesamt 244 oder knapp einem Fünftel (19,4%) aller Geburten mit pathologischen Herztönen wurde ärztliche Hilfe gerufen. Bei auffälligen Herztönen wird ärztliche Hilfe deutlich öfter hinzugezogen als zu den übrigen Geburten (hier lag die Rate bei 12,7%), OR = 1,633 mit 95%-CI = 1,44 – 1,92, p < 0,001.

Tabelle 20: Anteil an Verlegungen der Gebärenden während der Geburt und der Verlegung der Kinder nach der Geburt bei allen Geburten mit auffälligen Herztönen

Kind in Kinderklinik und Gebärende verlegt bei C77 (pathologisches CTG oder auskultatorisch schlechte kindliche Herztöne)			
	Gebärende verlegt		
	Nein	Ja	Gesamt
Kind nicht in Kinderklinik verlegt	361	787	1148
	31,4 %	68,6 %	100,0 %
	95,3 %	89,5 %	91,3 %
Kind in Kinderklinik verlegt	17	90	107
	15,9 %	84,1 %	100,0 %
	4,5 %	10,2 %	8,5 %
Angabe fehlt	1	2	3
	33,3 %	66,7 %	100,0 %
	0,3 %	0,2 %	0,2 %
Gesamt	379	879	1258
	30,1 %	69,9 %	100,0 %
	100,0 %	100,0 %	100,0 %

Verlegung der Kinder bei Gebärenden mit pathologischen Herztönen, differenziert nach Verlegung während der Geburt (Gebärende verlegt). Gesamtgrundmenge: n= 1.258. Prozentzahlen in der zweiten Reihe beziehen sich auf alle Kinder, die nicht verlegt worden sind. Prozentzahlen in der fünften Reihe beziehen sich auf alle Kinder, die verlegt worden sind. Die übrigen Prozentangaben sind Spaltenprozent und beziehen sich auf die Grundmenge der Gruppe der Gebärenden ohne (nein) und mit Verlegung während der Geburt (ja).

Verlegungspraxis bei pathologische Herztöne nach Ort der Geburt
Von den 1.258 Gebärenden mit pathologischen Herztönen werden – wie bereits angedeutet – 879 Frauen, d.h. knapp 70% während der Geburt verlegt (69,9% aller Gebärenden mit diesem Eintrag). Der größte Teil der in der Klinik geborenen Kinder muss nicht in eine Kinderklinik verlegt werden, nur bei 90 Kindern oder 10,2% aller verlegten Geburten mit pathologischen Herztönen ist eine postpartale Verlegung erforderlich. 787 Gebärende oder 89,5% aller Gebärenden mit diesem Eintrag werden in die Geburtsklinik verlegt, ohne dass nach der Geburt eine weitere Verlegung des Kindes nötig wird.

Erwartungsgemäß ist die Verlegungsrate nach einer in der Klinik beendeten Geburt höher als nach einer Geburt, die trotz pathologischer Herztöne zu Hause beendet wird: Von den 379 Kindern, die ebenfalls pathologische Herztöne haben, aber außerklinisch zur Welt kommen, werden nur 17 Kinder (4,5% der außerklinisch beendeten Geburten dieser Gruppe) in die Kinderklinik verlegt. Der Vergleich der beiden Gruppen ergibt einen signifikanten Unterschied mit einer OR = 0,41 mit 95%-CI = 0,24 – 0,70, p = 0,001.

Schlussfolgerung

Die Wahrscheinlichkeit einer Verlegung mit pathologischen Herztönen in die Kinderklinik ist von einem außerklinischen Geburtsort um mehr als die Hälfte niedriger als von einem klinischen Geburtsort. Dieses Verhältnis kann als Hinweis darauf gelten, dass rechtzeitig verlegt wird.

Für die vorgeburtliche Versorgung bei pathologischen Herztönen kann folgendes resümiert werden: Bei einem schwerwiegenden Befund von pathologischen Herztönen soll möglichst ärztliche Hilfe gesucht werden. Dies ist bei etwa 20% aller Geburten mit auffälligen Herztönen der Fall. Die Verlegung während der Geburt ist für das Outcome günstiger als eine Verlegung des Kindes nach der Geburt, wenn sich bereits vorher durch pathologische Herztonmuster Komplikationen abzeichnen. Die Gebärenden werden bei etwa 70% aller Geburten mit auffälligen Herztönen verlegt. Bei den übrigen 30% dieser Geburten sollte seltener die Verlegung des Kindes notwendig werden als bei den Klinikgeburten. Dies ist auch der Fall: 10,2% aller Kinder des Klinikkollektivs gegenüber 4,5% aller Kinder des außerklinischen Kollektivs werden nach der Geburt verlegt. Das auf Grund dieser Ergebnisse aufgestellte Ziel sollte in weitergehenden Studien auf seine Aussagekraft geprüft werden, da die Verlegungsraten nur bedingt vom Zustand des Kindes, sondern oft auch von der Erreichbarkeit von Kinderkliniken abhängen.

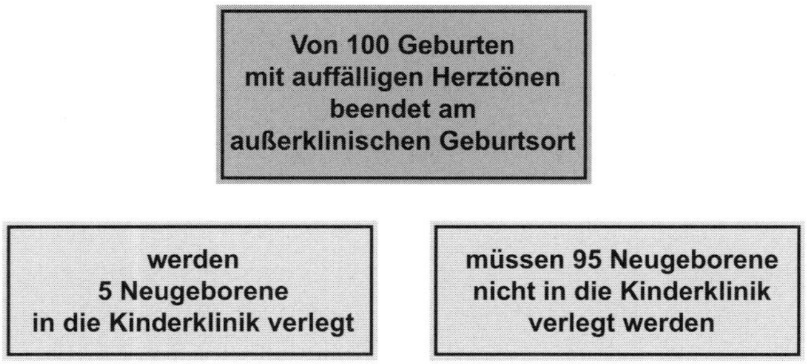

Abbildung 20: Anteil der Kinder, die (nach einer außerklinisch beendeten Geburt mit pathologischen Herztönen) auf Grund ihres gesundheitlichen Zustandes in eine Kinderklinik verlegt werden

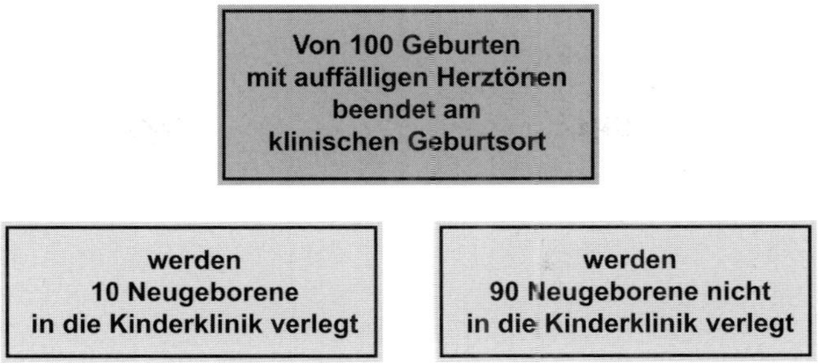

Abbildung 21: Anteil der Kinder, die (nach einer klinisch beendeten Geburt mit pathologischen Herztönen) auf Grund ihres gesundheitlichen Zustandes in eine Kinderklinik verlegt werden

3.6. Verlegungspraxis sub partu

Ziel 9:

Gebärende mit Übertragung[2] werden doppelt so häufig sub partu verlegt wie die übrigen Gebärenden

Hebammen betreuen die Geburten bei Gebärenden mit Übertragungen (Überschreitung des Entbindungstermins > 14 Tage) in erhöhter Wachsamkeit. Diese drückt sich unter anderem in einer großzügigen Verlegungspraxis aus. In den meisten Fällen werden die Hebammen einer Schwangeren mit Übertragung zur Klinikgeburt raten (sie werden in der Erhebung nicht erfasst). An dieser Stelle kann nicht unterschieden werden, ob die Schwangeren mit Übertragung, die dennoch eine außerklinische Geburt beginnen, grundsätzlich weniger weitere Komplikationen in der Schwangerschaft zu verzeichnen haben als Schwangere, die bei Übertragung von vorne herein die Klinikgeburt wählen (was jedoch zu vermuten ist). Hier wird der Frage nachgegangen, ob in der außerklinischen Geburtshilfe Schwangere mit Übertragung häufiger während der Geburt verlegt werden als die übrigen Gebärenden. Dazu sind zunächst, nach einer kurzen Information über das Erreichen der Zielvorgabe, die Verlegungspraxis während der Geburt allgemein dargestellt, um dann nochmals auf die Problematik Übertragung einzugehen.

(2) Übertragung wird definiert als Überschreitung des errechneten Entbindungstermins um mehr als 14 Tage.

Studienergebnisse

Zur Zielvorgabe
Gebärende mit Übertragung werden bei einer Verlegungsrate von 26,0% mehr als
doppelt so häufig verlegt wie die übrigen Gebärenden mit einer Verlegungsrate von
12,3%.

Ergebnisse im Detail

Zur Verlegungsrate allgemein
Von 42.154 Gebärenden werden insgesamt 5.277 Frauen während der Geburt verlegt
– dies entspricht einer Verlegungsrate von 12,5%. Über die Jahre schwankt diese
Rate nur leicht und nicht signifikant (um 0,5%, Linear Trendtest: p = n.s.): Der
höchste Prozentwert wird im Jahr 2003 mit 12,8% erreicht und der niedrigste Wert
liegt bei 12,3% in den Jahren 2002 und 2004.

Verlegungsrate allgemein nach Parität
Aus der Gruppe der Erstgebärenden wird signifikant ein höherer Anteil verlegt als
aus der Gruppe der Mehrgebärenden (Chi-Quadrat-Test: p< 0,001): Von 14.879 Erstgebärenden werden 3.728 Frauen (25,1% aller Erstgebärenden) während der Geburt
verlegt. Demgegenüber werden von 27.261 Mehrgebärenden nur 1.547 Frauen
(5,7% aller Mehrgebärenden) während der Geburt verlegt (siehe Tabelle 21).

Verlegungen allgemein nach Parität und Institution
Wird zusätzlich zur Parität noch nach begonnener Geburtshaus- bzw. Hausgeburt
unterschieden, ist eine höhere Verlegungsrate vom Geburtshaus erkennbar. Von allen
5.358 Erstgebärenden aus der Hausgeburtsgruppe werden 1.262 Frauen (23,6%)
verlegt, während es in der Geburtshausgruppe von insgesamt 9.521 Erstgebärenden
2.466 Frauen (25,9%) betrifft (siehe Tabelle 22b). Damit liegt der Unterschied für
Erstgebärende bei 2,3 Prozentpunkten. Bei den Mehrgebärenden handelt es sich nur
um 1 Prozentpunkt mehr Verlegungen aus dem Geburtshaus (insgesamt 6,3% Verlegungen) als bei einer Hausgeburt (insgesamt 5,3% Verlegungen), siehe Tabelle 22a.
Beide Geburtsbereiche unterscheiden sich demnach in ihrer allgemeinen Verlegungspraxis, insbesondere in Bezug auf Erstgebärende.

Zur Übertragung
Im Folgenden werden die 697 Fälle von Übertragung oder 1,7% in der Gesamtgruppe in Bezug auf die Verlegungspraxis genauer betrachtet. Zu 42 von 42.154 Geburten (0,1%) fehlt die Angabe, ob es sich um eine Übertragung handelt – dies lässt sich
auf Grund ungenauer Angaben auch nicht mehr rechnerisch nachvollziehen.

Tendenz über die Jahre für Übertragung und Verlegung
Es zeigt sich über den betrachteten Zeitraum eine relativ konstante Anzahl von Frau-

en mit Übertragung (höchster Wert im Jahr 2001 mit 168 Übertragungen, niedrigster Wert im Jahr 2004 mit 105 Übertragungen) und eine relativ gleichmäßige Rate an Verlegungen aus dieser Gruppe (höchste Wert im Jahr 2000 mit 31,4% Verlegungen aller Gebärenden mit Übertragung, niedrigste Wert im Jahr 2004 mit 22,8% Verlegungen aller Gebärenden mit Übertragung), Linear Trendtest für beide Abfragen jeweils: p = n.s. Aus der 697 Frauen zählenden Gesamtgruppe der fünf Jahre werden genau 181 Gebärende oder 26% aller Frauen mit Übertragung verlegt (siehe Tabelle 19).

Zur Zielvorgabe im Detail

Trend über die Jahre
Abb. 22 lässt erkennen, inwieweit das Ziel in den einzelnen Jahren erreicht wurde: Die schwarzen Balken zeigen die Rate der Verlegungen bezogen auf alle Geburten ohne Übertragung an (sie liegt konstant zwischen 12,1% und 12,6%). Die grauen Balken sind auf Grund der kleineren Zahlen größeren Schwankungen unterworfen. Sie stellen die Rate der Verlegungen bezogen auf alle Geburten mit Übertragung dar (sie schwankt zwischen 31,4% und 22,8%). Daran lässt sich ablesen, dass in den betrachteten Jahrgängen die Gebärenden mit Übertragung im Vergleich zu den übrigen Gebärenden fast durchgehend doppelt so häufig verlegt wurden.

Ergebnis für die Gesamtmenge
Bezogen auf die Gesamtmenge gibt die Tabelle 19 Auskunft über die Verlegungsraten in Bezug auf die Übertragung: Gebärende mit Übertragung wurden im Vergleich zu den übrigen Gebärenden deutlich häufiger verlegt: 26,0% Verlegungen bezogen auf alle Übertragungen gegenüber 12,3% Verlegungen bezogen auf die übrigen Geburten. Bei diesem Vergleich liegt die Wahrscheinlichkeit für eine Verlegung bei Übertragung mehr als doppelt so hoch im Vergleich zu den übrigen Geburten (OR = 2,50 mit 95%-CI = 2,11 – 2,97 mit p< 0,001).
Dabei zieht jedoch das Ergebnis aus dem Jahr 2000 mit einer Rate von 31,4% Verlegungen die Gesamtrate in die Höhe. Die jährliche Rate der Verlegungen liegt in der Regel bei etwa 25,0% bezogen auf alle Übertragungen im jeweiligen Jahr. Demgegenüber liegt sie in der Regel bei etwa 12,3% Verlegungen in der restlichen Gruppe. Gebärende mit Übertragung werden nach diesen Ergebnissen mehr als doppelt so häufig verlegt wie die übrigen Gebärenden.

Zur Forschungslage
Aus anderen Studien zur außerklinischen Geburtshilfe sind allgemeine Verlegungszahlen verfügbar. Insgesamt 11,9% aller Gebärenden werden in den USA während der Geburt aus Geburtszentren verlegt (Rooks et al 1989). Im Bericht von Stewart et al (2005: 15) werden für die selbstständigen Geburtszentren aus verschiedenen englischsprachigen Studien intrapartale Verlegungsraten zwischen 12% und 22% der jeweiligen Gesamtgruppen genannt, darunter befindet sich auch die Studie von

David et al (1999) für die deutschen Geburtshäuser aus der Zeitspanne 1992–1994 mit einer Verlegungsrate während der Geburt von 18%.

Genau 70 Gebärende (15,9%) von 439 begonnenen Hausgeburten in den Jahren 1989 bis 1992 im Kanton Zürich wurden während der Geburt verlegt (Ackermann-Liebrich et al 1996). Für Erstgebärende wird ein Prozentsatz von 25% sub partu Verlegungen angegeben (Ackermann-Liebrich et al 1996).

Die 1.230 begonnenen Hausgeburten in Baden-Württemberg aus den Jahren 1992–1995 wiesen eine Verlegungsrate während der Geburt von 8,2% auf (siehe Bässler-Weber 2002: 46, 75).

Bässler-Weber (2002: 15) errechnet für die insgesamt 30. 463 begonnenen außerklinischen Geburten (dokumentiert aus verschiedenen Bundesländern in einer Zeitspanne zwischen 1981 und 1999): 12,0% aller begonnenen außerklinischen Geburten wurden während der Geburt weitergeleitet – eine Differenzierung nach Parität nimmt sie nicht vor.

Zusammenfassung

Die allgemeinen Verlegungsraten während der Geburt bezogen auf die verschiedenen Institutionen (aber auch bezogen auf die Gesamtmenge) aus den genannten Studien gehen mit der in Deutschland errechneten Verlegungsrate in etwa konform. Im deutschen Kollektiv zeigt sich eine deutliche Erhöhung der Verlegungsrate bei Erstgebärenden (25,1%) gegenüber Mehrgebärenden (5,7%). Für die Verlegungsraten bei Übertragung liegen aus anderen Ländern keine Studien vor.

Aus den hier präsentierten Ergebnissen lassen sich folgende Schlüsse ziehen: Von 100 Erstgebärenden werden 25 während der Geburt verlegt. Von 100 Mehrgebärenden werden nur etwa 6 sub partu verlegt.

Aus der Gesamtgruppe werden von 100 Gebärenden etwa 13 während der Geburt verlegt. Aus der Gruppe der Schwangeren mit Übertragung sind es doppelt so viele. Dieses Zahlenverhältnis soll möglichst beibehalten werden. Da die allgemeine Verlegungsrate derzeit relativ hoch liegt, ist die Erfüllung der vorgeschlagenen Zielmarke für die Zukunft nicht unbedingt absehbar.

Derzeit bedeutet es: Von 100 Schwangeren mehr als 14 Tage über den Entbindungstermin werden 25 während der Geburt verlegt (dies entspricht der Verlegungsrate von Erstgebärenden). Hebammen können diese Information nutzen, um Schwangeren, die später als 14 Tage über den Entbindungstermin die Geburt beginnen und eine subpartale Verlegung als Störung des Geburtsverlaufs empfinden könnten, den Hinweis auf die größere Wahrscheinlichkeit einer Verlegung zu geben.

Angesichts der hohen Verlegungsrate von Erstgebärenden ergibt sich für die weitere Zielbestimmung und weitergehende Publikationen zur Studie „Außerklinische Geburt in Deutschland. German Out-Of-Hospital Birth Study 2000-2004" die Forderung, die Parität, aber auch den Geburtsmodus und das Outcome bei der Betrachtung der Verlegungsrate (mit und ohne Übertragung) zu berücksichtigen.

Tabelle 21: Verlegungen während der Geburt nach Parität

Verlegung der Gebärenden und Parität			
	Erstgebärende	Mehrgebärende	Gesamt
Gebärende nicht verlegt	11.151	25.714	36.865
	30,2 %	69,8 %	100,0 %
	74,9 %	94,3 %	87,5 %
Gebärende verlegt	3.728	1.547	5.275
	70,7 %	29,3 %	100,0 %
	25,1 %	5,7 %	12,5 %
Gesamt	14.879	27.261	42.140
	35,3 %	64,7 %	100,0 %

Verlegung während der Geburt nach Parität. Gesamtgrundmenge: n= 42.154 (alle auswertbaren begonnenen Haus- und Geburtshausgeburten). Fehlende Angaben: 14. Prozentzahlen beziehen sich auf die neue Grundmenge n= 42.140.

Tabelle 22a: Verlegungen aus der Hausgeburtsgruppe während der Geburt nach Parität

Verlegung der Gebärerden nach Parität			
Hausgeburt	Erstgebärende	Mehrgebärende	Gesamt
Gebärende nicht verlegt	4.096	15.948	20.044
	20,4 %	79,6 %	100,0 %
	76,4 %	94,7 %	90,3 %
Gebärende verlegt	1.262	887	2.149
	58,7 %	41,3 %	100,0 %
	23,6 %	5,3 %	9,7 %
Gesamt	5.358	16.835	22.193
	24,1 %	75,9 %	100,0 %

Verlegung in der Hausgeburtsgruppe während der Geburt nach Parität. Gesamtgrundmenge: n= 22.202 (alle begonnenen Hausgeburten). Fehlende Angaben: 5. Die Prozentzahlen zur Hausgeburt beziehen sich auf die neue Grundmenge n= 22.193.

Tabelle 22b: Verlegungen aus dem Geburtshaus während der Geburt nach Parität

Verlegung der Gebärenden und Parität			
Geburtshausgeburt	Erstgebärende	Mehrgebärende	Gesamt
Gebärende nicht verlegt	7.055	9.766	16.821
	41,9 %	58,1 %	100,0 %
	74,1 %	93,7 %	84,3 %
Gebärende verlegt	2.466	660	3.126
	78,9 %	21,1 %	100,0 %
	25,9 %	6,3 %	15,7 %
Gesamt	9.521	10.426	19.947
	47,7 %	52,3 %	100,0 %

Verlegung aus dem Geburtshaus während der Geburt nach Parität.
Gesamtgrundmenge: n= 19.952 (alle begonnenen Geburtshausgeburten)
Fehlende Angaben: 5. Die Prozentzahlen beziehen sich auf die neue Grundmenge n= 19.947.

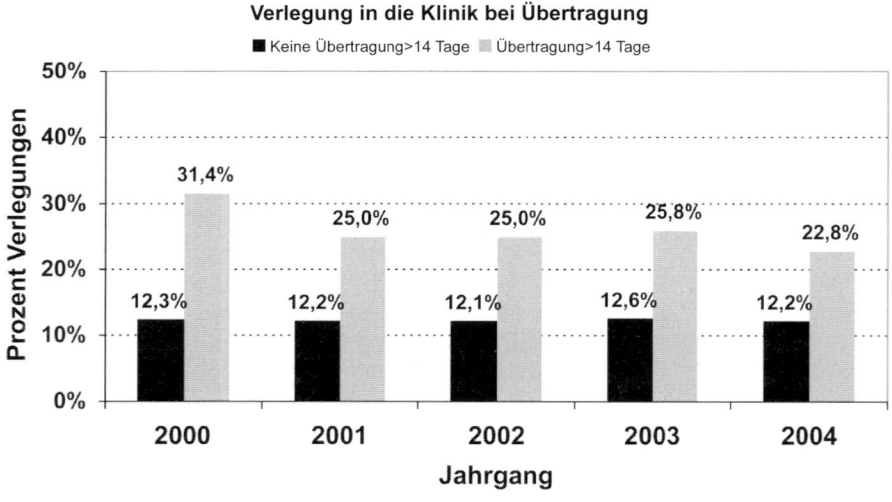

Verlegung in die Klinik bei Übertragung

■ Keine Übertragung>14 Tage ▨ Übertragung>14 Tage

Abbildung 22: Verlegungen sub partu von Gebärenden mit und ohne Übertragung nach Jahrgängen
Raten der Verlegungen während der Geburt in der Gruppe der Schwangeren mit Überschreitung des
Entbindungtermins mehr als 14 Tage (grau) und ohne (schwarz) nach Jahrgängen
Gesamtgrundmenge: n= 42.154 (alle auswertbaren begonnenen Haus- und Geburtshausgeburten)

Tabelle 23: Verlegungen sub partu von Gebärenden mit Übertragung

Verlegung der Gebärenden und Übertragung > 14 Tage			
	Keine Übertragung	Übertragung	Gesamt
Gebärende nicht verlegt	36.319	516	36.835
	98,6 %	1,4 %	100,0 %
	87,7 %	74,0 %	87,5 %
Gebärende verlegt	5.091	181	5.272
	96,6 %	3,4 %	100,0 %
	12,3 %	26,0 %	12,5 %
Gesamt + %	41.410	697	42.107
	98,3 %	1,7 %	100,0 %

Verlegung während der Geburt nach Übertragung. Gesamtgrundmenge: n= 42.154 (alle auswertbaren begonnenen Haus- und Geburtshausgeburten). Fehlende Angaben: 47. Prozentzahlen in der zweiten Reihe beziehen sich auf alle sub partal Nichtverlegten. Prozentzahlen in der fünften Reihe beziehen sich auf alle sub partal Verlegten. Die übrigen Prozentangaben sind Spaltenprozent und beziehen sich auf die Grundmenge der Schwangeren mit Übertragung und ohne Übertragung.

3.7. Geburtsmodus

Ziel 10:
Mindestens 90% der Erstgebärenden haben eine Spontangeburt

Da die Rate der Spontangeburten bei Mehrgebärenden generell höher liegt als bei Erstgebärenden, wurde das Ziel einer Spontangeburt auf Erstgebärende ausgelegt. Hierbei geht es nicht um eine vaginale „spontane" Geburt auf Kosten von Mutter und Kind. Vielmehr wird dem Wunsch nach einer Spontangeburt, der mit der Wahl des außerklinischen Geburtsortes verbunden ist, nach Möglichkeit entsprochen. Die vaginale Spontangeburt wird mit und ohne zusätzlicher Kristellerhilfe betrachtet. Zur Kristellerhilfe sei grundsätzlich angemerkt, dass diese Art der Unterstützung möglichst vermieden oder zumindest mit Vorsicht angewendet werden sollte (siehe WHO 1996).

Studienergebnisse

Geburtsmodus in der Gesamtgruppe
Genau 39.557 Frauen oder 93,9% aller Frauen im Studienkollektiv gebären spontan
(inklusive Unterstützung durch Kristellerhilfe). Insgesamt 2.582 Frauen oder 6,1%
der Gesamtmenge haben eine operative Unterstützung bei der Geburt (vaginal-operative Geburtsbeendigung oder Kaiserschnitt). Die Sectiorate allein beträgt in der
Gesamtgruppe 4,3%.

Zur Zielvorgabe
Eine spontane Geburt (inklusive Unterstützung durch Kristellerhilfe) erleben 13.437
oder 90,3% aller Erstgebärenden. Genau 1.437 oder 9,7% aller Erstgebärenden ha-
ben eine operative Geburtsbeendigung (9,0% Sectio und 0,7% vaginal operativ).
Die Gruppe der Erstgebärenden ist gesondert zu betrachten, da sie eine niedrigere
Rate an Spontangeburten aufweist als die Gesamtgruppe.

Geburt am außerklinischen Geburtsort
Insgesamt 36.883 Frauen oder 87,5% aller Frauen der Studiengruppe beginnen und
beenden die Geburt am außerklinischen Geburtsort. Von diesen gebären 36.785
Frauen oder 99,7% der Teilgruppe spontan (inklusive Unterstützung durch Kristellerhilfe). Genau 89 oder 0,3% von allen 36.883 außerklinisch beendeten Geburten enden vaginal-operativ. Werden die 770 Fälle von Kristellerhilfe als Eingriff gewertet,
werden noch immer 97,7% aller außerklinisch beendeten Geburten spontan beendet
(siehe Tabelle 25).

Erstgebärende mit Geburt am außerklinischen Geburtsort
Von dieser Teilgruppe der außerklinisch beendeten Geburten gebären 11.084 oder
99,3% aller Erstgebärenden spontan (inklusive Unterstützung durch Kristellerhilfe).
Genau 79 oder 0,7% von allen 11.163 Geburten, die Erstgebärende außerklinisch
beenden, sind vaginal-operative Geburtsbeendigungen. Wird die Kristellerhilfe als
Eingriff gewertet, verbleiben 94,5% aller außerklinisch beendeten Geburten von
Erstgebärenden als spontane Vaginalgeburten (siehe Tabelle 23).

Trend über die Jahre
In Bezug auf den Einsatz der Kristellerhilfe und auf die vaginal-operativen Entbin-
dungen sind keine Veränderungen zu beobachten. Bei der Spontangeburt (exklusive
Kristellerhilfe) liegt der niedrigste Wert bei 97,4% aller außerklinisch beendeten
Geburten im Jahr 2001 und 97,8% wird als höchster Wert in den Jahren 2000 und
2004 erreicht (diese beiden Jahrgänge sind auch die hausgeburtsstärksten).

Trend über die Jahre bei Erstgebärenden
Auch beim Geburtsmodus der Erstgebärenden sind in Bezug auf die Rate der spontanen Geburten keine Veränderungen zu beobachten (Linear Trendtest: p=n.s.). Bei

der Spontangeburt (exklusive Kristellerhilfe) liegt der niedrigste Wert bei 93,8% aller außerklinisch beendeten Geburten im Jahr 2001 und der höchste Wert, 95,4%, im Jahr 2004.

Erstgebärende nach Institution
Wird die Gruppe der Erstgebärenden differenziert nach Geburtshaus und Hausgeburt betrachtet, lässt sich eine höhere Rate an Spontangeburten (96,2%) in der Gruppe der Erstgebärenden, die eine Hausgeburt beginnen, im Vergleich zu den 93,6% der Erstgebärenden, die eine Geburt im Geburtshaus beginnen, feststellen (p< 0,001). Dementsprechend sind die Raten der Kristellerhilfe und der vaginal-operativen Entbindungen (inklusive Sectio) im Geburtshauskollektiv erhöht.

Geburt in der Klinik
Insgesamt bringen 5.256 Frauen (12,5% der Gesamtgruppe) ihr Kind in der Klinik zur Welt. Von diesen gebären 2.772 Frauen (52,7% dieser Teilgruppe) spontan, bei 683 Frauen oder 13,0% wird die Geburt vaginal-operativ beendet, 1.801 Frauen oder 34,3% der Frauen mit klinisch beendeten Geburten (4,3% der Studiengesamtgruppe) erhielten einen Kaiserschnitt.

Erstgebärende
Insgesamt bringen 3.711 Erstgebärende (24,9% aller Erstgebärenden) ihr Kind in der Klinik zur Welt. Von dieser Teilgruppe haben 1.358 Frauen oder 36,6% einen Kaiserschnitt.

Trend über die Jahre
Bezogen auf die Kaiserschnitte lässt sich ein signifikanter Anstieg über die betrachteten fünf Jahre beobachten (Linear Trendtest: $p < 0,001$, siehe Tabelle 24). Im Jahr 2000 liegt der niedrigste Wert: 295 Sectios von 989 Klinikgeburten (29,8% aller Klinikgeburten). Für 2004 ist der höchste Wert dokumentiert: 423 Sectios von 1.085 Klinikgeburten (39,0% aller Klinikgeburten). Offensichtlich wird die vaginal-operative Geburt zu Gunsten der Sectio eingeschränkt, dennoch ist darüber hinaus ein signifikanter Rückgang der spontanen Geburten zu verzeichnen (Linear Trendtest: $p < 0,05$), auch wenn dieser nicht derart rapide ausfällt wie der Anstieg der Kaiserschnittrate.

Trend über die Jahre bei Erstgebärenden
Bezogen auf die Kaiserschnittrate bei Erstgebärenden lässt sich ebenfalls ein Anstieg über die betrachteten fünf Jahre beobachten (Linear Trendtest: $p < 0,001$, siehe Tabelle 26). Im Jahr 2001 wird der niedrigste Wert verzeichnet: 239 Sectios von 735 Klinikgeburten von Erstgebärenden (34,0% aller Geburten von Erstgebärenden im Jahr 2001). Für 2004 ist der höchste Wert dokumentiert: 315 Sectios von 754 Klinikgeburten Erstgebärenden (41,8% aller Geburten von Erstgebärenden im Jahr 2004). (siehe Tabelle 26).

Zur Forschungslage

Für die in den Jahren 1985 bis 1987 in den Geburtszentren der USA beendeten Geburten wurden 99,4% als spontane Vaginalgeburten dokumentiert, ohne nach Vorliegen eines Kristellerhandgriffs zu differenzieren (Rooks et al 1989). Mit einer spontanen Geburt konnten nach David et al (1999) in Deutschland 91% der Gebärenden in der Geburtshausgruppe rechnen, für andere Länder spannen sich die Angaben für die in einem selbstständigen Geburtszentrum begonnenen Geburten von 86% bis 96% (Stewart et al 2005: 18). Von insgesamt 30.463 begonnenen außerklinischen Geburten (dokumentiert aus verschiedenen Bundesländern in einer Zeitspanne zwischen 1981 und 1999) endeten 94,3% als spontane Geburten. Von allen außerklinisch beendeten wurden 99,3% als spontane Geburten dokumentiert (Bässler-Weber 2002: 15). Die 1.230 begonnenen Hausgeburten in Baden-Württemberg aus den Jahren 1992–1995 wiesen eine Rate der Spontangeburten von 94,6% auf (siehe Bässler-Weber 2002: 46, 75).

Schlussfolgerung

Werden die verfügbaren Studien betrachtet, enden über 90% aller außerklinisch begonnenen Geburten als Spontangeburten. Die hier präsentierten Ergebnisse zeigen, dass fast 94% aller Schwangeren dieser ausgesuchten „low risk" Kollektive mit einer spontanen Geburt rechnen können. Allerdings ist über die Jahre eine leichte Tendenz zu geringeren Spontangeburtsraten zu erkennen. Es ist fraglich, ob die vorgeschlagene Zielmarke in den nächsten Jahren gehalten werden kann. Die Kaiserschnittrate liegt in der Gesamtgruppe bei 4,3%, ihre Tendenz über die Jahre ist signifikant steigend und sollte zu weiteren berufspolitischen Diskussionen Anlass geben.

Die bereits bekannte Tatsache, dass die Parität einen Einfluss auf den Geburtsmodus hat, wird auch in den dargestellten Ergebnissen erkennbar. Erstgebärende können nicht so häufig mit einer Spontangeburt rechnen wie Mehrgebärende. Dieser Umstand wird jedoch nicht durchgehend berücksichtigt, wie ein Vergleich verschiedener Studienergebnisse zeigt.

Aus den Ergebnissen der Studie *„Außerklinische Geburt in Deutschland. German Out-Of-Hospital Birth Study 2000-2004"* kann eine Hebamme folgende Informationen für Erstgebärende, die eine außerklinische Geburt planen, ableiten: Von 100 Erstgebärenden gebären 90 ohne operative Geburtsbeendigung (9 müssen mit einem Kaiserschnitt und eine Frau mit einer Entbindung mittels Saugglocke (Vakuumextraktion) bzw. Zange rechnen). Ein Viertel der Erstgebärenden wird während der Geburt verlegt: Von 100 verlegten Erstgebärenden müssen 40 mit einem Kaiserschnitt rechnen.

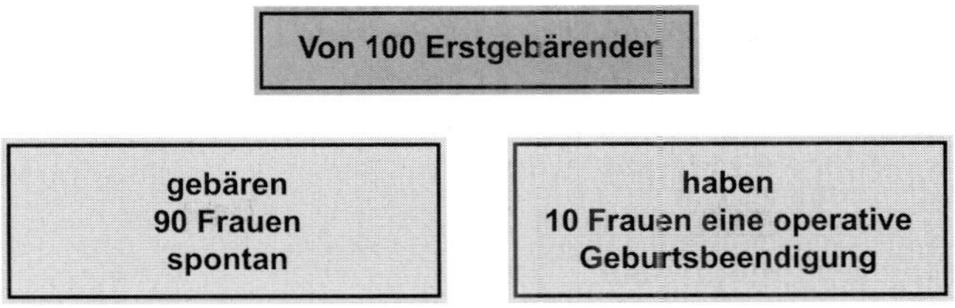

```
┌─────────────────────────────┐
│   Von 100 Erstgebärenden    │
└─────────────────────────────┘
```

```
┌──────────────────┐      ┌──────────────────────────┐
│    gebären       │      │         haben            │
│   90 Frauen      │      │  10 Frauen eine operative │
│    spontan       │      │    Geburtsbeendigung     │
└──────────────────┘      └──────────────────────────┘
```

Abbildung 23: Anteil der Erstgebärenden mit Spontangeburt

Tabelle 24: Geburtsmodus bei allen klinisch beendeten Geburten nach Jahrgängen

Klinischer Geburtsmodus und Geburtsjahr						
	2000	2001	2002	2003	2004	Gesamt
Spontane Entbindung	559	586	518	567	542	2.772
	56,5 %	55,8 %	49,6 %	52,1 %	50,0 %	52,7 %
Vaginal-operative Entbindung	135	137	142	149	120	683
	13,7 %	13,0 %	13,6 %	13,7 %	11,1 %	13,0 %
Sectio	295	327	384	372	423	1.801
	29,8 %	31,1 %	36,8 %	34,2 %	39,0 %	34,3 %
Gesamt	989	1.050	1.044	1.088	1.085	5.256

Geburtsmodus (spontan, vaginal-operativ oder Kaiserschnitt) bei allen in die Klinik verlegten Geburten. Gesamtgrundmenge: n= 5.256 (alle begonnenen Haus- und Geburtshausgeburten, die in der Klinik beendet wurden). Prozentzahlen beziehen sich auf die jeweilige Grundmenge des Jahrgangs.

Tabelle 25: Geburtsmodus bei allen außerklinisch beendeten Geburten nach Jahrgängen

Außerklinischer Geburtsmodus und Geburtsjahr						
	2000	2001	2002	2003	2004	Gesamt
Spontane Entbindung	6.762	7.213	7.249	7.224	7.567	36.015
	97,8 %	97,4 %	97,6 %	97,6 %	97,8 %	97,6 %
Spontan- und / oder Kristellerhilfe	130	178	165	150	147	770
	1,9 %	2,4 %	2,3 %	2,1 %	1,9 %	2,1 %
Vaginal-operative Entbindung	18	8	13	23	17	79
	0,3 %	0,1 %	0,2 %	0,3 %	0,2 %	0,2 %
Kristellerhilfe und vaginal-operative Entbindung	6	4	2	4	3	19
	0,1 %	0,1 %	< 0,1 %	0,1 %	<0,1 %	0,1 %
Gesamt	6.916	7.403	7.429	7.401	7.734	36.883

Geburtsmodus (spontan, Kristellerhilfe, spontan und Kristellerhilfe, vaginal-operativ oder Kaiserschnitt) bei allen außerklinisch beendeten Geburten. Gesamtgrundmenge: n= 36.883 (alle begonnenen Haus- und Geburtshausgeburten, die auch außerklinisch beendet wurden). Prozentzahlen beziehen sich auf die jeweilige Grundmenge des Jahrgangs.

Tabelle 26: Anteil an Kaiserschnittgeburten bei Erstgebärenden, die in der Klinik die Geburt beenden nach Jahrgängen

Klinischer Geburtsmodus bei Erstgebärenden						
	2000	2001	2002	2003	2004	Gesamt
Spontane oder vaginal-operative Entbindung	466	496	468	484	439	2.353
	66,0 %	67,5 %	62,1 %	63,5 %	58,2 %	63,4 %
Sectio	240	239	286	278	315	1.358
	34,0 %	32,5 %	37,9 %	36,5 %	41,8 %	36,6 %
Gesamt	706	735	754	762	754	3.711

Geburtsmodus (vaginal (spontan oder vaginal-operativ) oder Kaiserschnitt) bei allen in die Klinik verlegten Erstgebärenden. Gesamtgrundmenge: n= 3.711 (alle begonnenen Haus- und Geburtshausgeburten von Erstgebärenden, die in der Klinik beendet wurden). Prozentzahlen beziehen sich auf die jeweilige Grundmenge des Jahrgangs.

4.0 Das Kind ist da

Seitdem die perinatale Mortalität immer stärker zurückgeht, kann sie kaum noch als Parameter dienen, das kindliche Outcome zu messen. Angaben zur klinischen perinatalen Mortalität stagnieren bei ca. 5,0 bis 5,5 bezogen auf 1.000 Geburten mit einem nahezu gleich hohen Anteil an Totgeburten seit etwa 1995. Eine eindeutige Aussage über die derzeitige klinische Rate der perinatalen Mortalität lässt sich nicht machen (siehe Schücking et al 2006).

Da der einzelne Eintrag im Katalog D zur Morbidität nicht nach Schweregrad der kindlichen Erkrankung gewichtet werden kann, ist es schwierig, geeignete Kriterien (Endpunkte) für eine Analyse auszuwählen. In der Klinik wird die kindliche Morbidität nach dem ICD-10 Schlüssel erfasst und dadurch umfangreicher bzw. differenzierter als im Katalog D abgebildet. Dieser Kriterienkatalog ist auf seine Anwendungsmöglichkeit in der außerklinischen Geburtshilfe noch zu prüfen. Einen möglichen Hinweis auf die Gesundheit der Kinder mag die Rate ihrer Verlegungen geben, auch wenn sie von Faktoren wie Sicherheitsdenken und Erreichbarkeit einer Kinderklinik abhängt. Studien zu außerklinisch begonnenen Geburten aus anderen Ländern präsentieren sehr verschiedene Verlegungsraten, so dass eventuell der Anlass zur Verlegung und damit der gesundheitliche Zustand der Kinder nicht vergleichbar sind.

Es ist bisher noch nicht gelungen, einen Weg zu finden, Kriterien für das kindliche Outcome adäquat zu beschreiben. In Anbetracht der hier vorgestellten Unwägbarkeiten, ist auch die Zielformulierung zum Outcome des Kindes in der außerklinischen Geburtshilfe – wie bereits betont – als Diskussionsgrundlage zu betrachten.

Die kindliche Problematik wird in der Studie *„Außerklinische Geburt in Deutschland. German Out-Of-Hospital Birth Study 2000-2004"* nach folgenden Parametern beurteilt:

• Apgar Wert 5 Minuten nach der Geburt unter 8

• Verlegung der Kinder

• Perinatale Mortalität

4.1. Gesundheit des Kindes

Ziel 11:
Kinder mit einem 5 Minuten Apgar Wert unter 8 machen weniger als 1,5% aller Lebendgeborenen aus

Nach einer Literaturübersicht von Bryce et al (1985) ist der 5 Minuten Apgar unter den drei Apgar Werten (Apgar nach 1, 5 und 10 Minuten) der aussagekräftigste für die Morbidität des Neugeborenen. Um als lebensfrisch bezeichnet zu werden, soll das Kind keinen 5 Minuten Apgar unter 7 aufweisen. In der Studie *„Außerklinische Geburt in Deutschland. German Out-Of-Hospital Birth Study 2000-2004"* wird der Grenzwert als „unter 8" festgelegt. An dieser Stelle muss betont werden, dass Virginia Apgar ihren Score nicht dafür entwickelt hat, Prognosen für die zukünftige Morbidität des Neugeborenen zu erstellen. Der Zusammenhang zwischen einem hohen oder niedrigen Apgarwert und dem späteren Gesundheitszustand des Kindes ist bislang nicht erwiesen, doch wird der Apgarwert in der internationalen Literatur durchaus als Maß mit Aussagekraft verwendet.

Studienergebnisse

Für die hier vorgestellte Studiengruppe finden sich zum 5 Minuten Apgar in der Gesamtmenge, differenziert nach Parität, nach dem Ort, an dem die Geburt begonnen hat, sowie nach Verlegungsstatus nachfolgende Verteilungen.

Gesamtgruppe
Insgesamt haben 441 Kinder nach der Geburt einen 5 Minuten Apgar unter 8. Sie machen 1,1% aller 41.871 Lebendgeborenen aus, zu denen Angaben vorliegen (219 Angaben zum 5 Minuten Apgar fehlen). Von diesen 441 Kindern werden 214 oder 48,5% (0,5% der Gesamtgruppe) in eine Kinderklinik verlegt.

Differenzierung nach Parität
223 Kinder von Erstgebärenden (1,5% aller 14.856 Lebendgeborenen bei Erstgebärenden, 60 Angaben oder 0,40% der Teilmenge fehlen) und 218 Kinder von Mehrgebärenden (0,8% aller 27.075 Lebendgeborenen bei Mehrgebärenden, 159 Angaben oder 0,51% der Teilmenge fehlen) haben einen 5 Minuten Apgar unter 8.

Die Differenzierung nach Institution
Bei 201 Kindern oder 0,9% aller 21.984 Lebendgeborenen in der Hausgeburtsgruppe (181 Angaben fehlen) und bei 240 Kindern oder 1,2% aller 19.896 Lebendgeborenen in der Geburtshausgruppe (38 Angaben fehlen) ist ein 5 Minuten Apgar unter 8 verzeichnet. Der Unterschied von 0,3 Prozentpunkten kann aus dem höheren Anteil an Erstgebärenden in der Geburtshausgruppe hergeleitet werden. Die relativ

hohe Anzahl fehlender Angaben zum 5 Minuten Apgar in der Hausgeburtsgruppe kann daher rühren, dass die Hebammen in diesen Fällen später als 5 Minuten post partum bei den Gebärenden eingetroffen sind und daher niemand da war, der diesen Wert hätte erheben können.

Die Differenzierung nach Institution und Verlegung
Aus der Hausgeburtsgruppe werden insgesamt 81 Kinder von den 201 Kindern mit einem 5 Minuten Apgar unter 8 (40,3%) nach der Geburt verlegt. Aus der Geburtshausgruppe werden prozentual mehr Kinder verlegt: 133 verlegte Kinder von insgesamt 240 Kindern mit 5 Minuten Apgar unter 8 (55,4%).

Zur Forschungslage
Für die schweizerische Hausgeburtshilfe wurden die gleichen Grenzwerte abgefragt: Insgesamt 10 Kinder oder 2,1% der 469 Kinder, zu denen Angaben vorlagen und deren Geburt als Hausgeburt im Kanton Zürich (in den Jahren 1989 bis 1992) geplant war, hatten einen 5 Minuten Apgar von unter 8 (Günter-Witt 1994: 21). Auf Grund der sehr unterschiedlichen Grundgesamtheiten ist der Unterschied zur deutschen Hausgeburtsgruppe nur von begrenzter Aussagekraft.

Weitere Studien aus dem Ausland verwenden verschiedene Apgarwertgrenzen: Für die in den Jahren 1985 bis 1987 in den Geburtszentren der USA 10.350 beendeten Geburten wurden 55 Kinder oder 0,5% mit einem 5 Minuten Apgar unter 7 geboren (Rooks et al 1989).
Für Deutschland sind zum 5 Minuten Apgar unter 7 folgende Angaben zu außerklinischen Geburten bekannt: Bässler-Weber (2002: 15) kommt für die insgesamt 30.463 begonnenen außerklinischen Geburten (dokumentiert aus verschiedenen Bundesländern in einer Zeitspanne zwischen 1981 und 1999) zu ähnlichen Ergebnissen: Wie in den USA wiesen 0,5% aller Kinder nach einer begonnenen außerklinischen Geburt einen 5 Minuten Apgar unter 7 auf.
Bei 1.232 Lebendgeborenen der begonnenen Hausgeburten in Baden-Württemberg aus den Jahren 1992–1995 wurde bei 3 Neugeborenen (0,24%) ein 5 Minuten Apgar Wert von unter 7 dokumentiert (siehe Bässler-Weber 2002: 46).

In der Niederländischen Studie zu Haus- und Klinikgeburten aus den Jahren 1990 bis 1993 in einer „low risk"-Klientel haben 33 oder 7,0% aller 471 Erstgebärenden, die eine Hausgeburt planten, ein Kind mit einem 5 Minuten Apgar von unter 9 geboren. Genau 30 oder 4,5% der 669 Mehrgebärenden, die eine Hausgeburt planten, haben ein Kind mit einem 5 Minuten Apgar von unter 9 auf die Welt gebracht (Wiegers et al 1996, Tab 1). Aus den Angaben zu den Apgarwerten in der Übersicht von Stewart et al (2005) können keine Angaben nach Parität abgelesen werden, zudem stellen sie die jeweiligen Unterschiede zu den Klinikkontrollgruppen nur in Odds Ratios dar.

Schlussfolgerung

In der Studie *„Außerklinische Geburt in Deutschland. German Out-Of-Hospital Birth Study 2000-2004"* haben 1,1% aller lebendgeborenen Kinder einen Apgarwert unter 8. Dabei zeigt sich eine etwas schlechtere Rate von 1,5% bei den Erstgebärenden. Einem fraglichen Zusammenhang mit der Parität sollte weiter nachgegangen werden, zumal die Niederländische Studie eine Differenzierung nach Parität ebenso sinnvoll erscheinen lässt. Dieser Anforderung genügen die bisherigen Studien nicht.

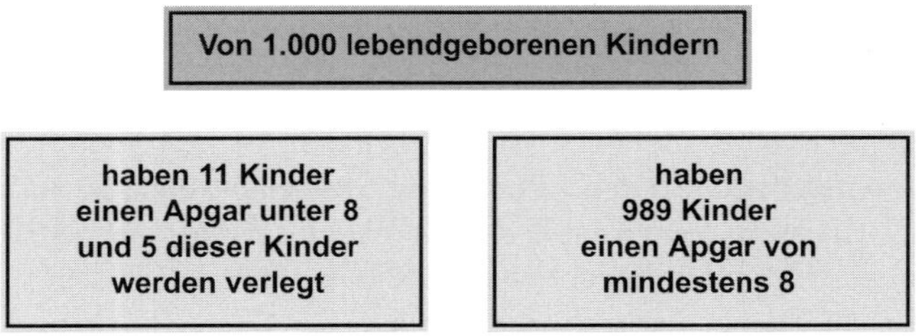

```
┌─────────────────────────────────────────────┐
│      Von 1.000 lebendgeborenen Kindern        │
└─────────────────────────────────────────────┘

┌──────────────────────┐      ┌──────────────────────┐
│    haben 11 Kinder    │      │        haben          │
│  einen Apgar unter 8  │      │      989 Kinder        │
│  und 5 dieser Kinder  │      │   einen Apgar von      │
│    werden verlegt     │      │     mindestens 8       │
└──────────────────────┘      └──────────────────────┘
```

Abbildung 24: Anteil der Kinder mit einem 5 Minuten Apgar-Wert unter 8 mit Verlegungsrate

4.2. Verlegung des Kindes

Ziel 12:
Die Rate der post partal verlegten Kinder liegt zwischen 2% und 3% aller Geburten

Da es lediglich Anhaltspunkte aus anderen Studien für eine „normale" Verlegungsrate für außerklinisch geborene Kinder gibt, wird die Zielmarke aus den bisher vorhandenen Ergebnissen hergeleitet.

Studienergebnis

Von der Gesamtgruppe sind 1.023 Kindern oder 2,4% aller 42.154 Kinder in eine Kinderklinik verlegt worden. (siehe auch Ziel 8 zur Verlegungsrate nach pathologischen Herztönen während der Geburt)

Verlegung nach Parität
Aus der Gruppe der Erstgebärenden wurden 576 Kinder oder 3,9% verlegt. Demgegenüber wurden nur 447 Kinder oder 1,6% aus der Gruppe der Mehrgebärenden verlegt.

Zur Forschungslage

Bässler-Weber (2002: 15) errechnet für die insgesamt 30.463 begonnenen außerklinischen Geburten (dokumentiert aus verschiedenen Bundesländern in einer Zeitspanne zwischen 1981 und 1999): 3,0% aller Kinder nach einer begonnenen außerklinischen Geburt wurden nach der Geburt in eine Kinderklinik weitergeleitet – eine Rate, die mit den Ergebnissen der vorliegenden Studie vergleichbar ist.

Bei den in den Geburtszentren in den USA begonnenen Geburten aus den Jahren 1985 bis 1987 wurden insgesamt 11.826 Kinder geboren. Bezogen auf die Grundmenge der 11.814 Geburten wurden 194 Kinder oder 1,6% verlegt (Rooks et al 1989).

Von den 5.418 Kindern aus der Kohorte der geplanten und auch noch bei Wehenbeginn gewünschten Hausgeburten aus Nordamerika im Jahr 2000 wurden insgesamt 37 Kinder oder 0,7% aller Kinder nach der Geburt verlegt, in den meisten Fällen waren Atemprobleme der Anlass (Johnson und Daviss2005). Von 22.268 begonnenen Hausgeburten in der vorliegenden Studie wurden 511 Kinder in die Kinderklinik verlegt (2,3% dieser Geburten). Die sehr niedrige nordamerikanische Rate ergibt sich nicht aus einer wesentlich erhöhten Verlegungsrate während der Geburt, im Gegenteil: Während der Geburt wurden 546 Gebärende oder 10,1% aller Gebärenden in dieser Kohorte verlegt, eine Rate, die etwa 2% unter den bundesdeutschen Angaben liegt. Für einen internationalen Vergleichen wäre zunächst das gesamte Notfallmanagement zu betrachten.

In der Niederländischen Studie zu Haus- und Klinikgeburten aus den Jahren 1990 bis 1993 in einer „low risk"-Klientel wird nach Parität differenziert: Insgesamt 55 oder 11,7% aller 471 Erstgebärenden, die eine Hausgeburt planten, haben die Verlegung ihres Kindes erfahren. Auf 30 oder 4,5% der 669 Mehrgebärenden, die eine Hausgeburt planten, traf eine Verlegung ihres Kindes zu (Wiegers et al 1996). Damit beläuft sich die Gesamtverlegungsrate der Kinder auf 7,5% und damit höher als in der hier vorliegenden Studie.

Schlussfolgerungen

Für die Gesamtgruppe in der Studie *„Außerklinische Geburt in Deutschland. German Out-Of-Hospital Birth Study 2000-2004"* liegt eine Verlegungsrate für die geborenen Kinder von 2,4% vor. Bei Erstgebärenden liegt die Verlegungsrate der Kinder nach der Geburt um 2 Prozentpunkte höher als bei Mehrgebärenden. Auf einen solchen Unterschied verweist auch die National Birth Center Study (Rooks et al 1989). Daher ist bei einer weiterführenden Zielformulierung und bei einem Vergleich zweier Gruppen die Parität zu berücksichtigen. Gleichzeitig zeigen die sehr unterschiedlichen Verlegungsraten aus den verschiedenen Ländern aber auch, dass bei vergleichbarem Zustand des Kindes möglicherweise die Entscheidung zur Verlegung unterschiedlich ausfällt.

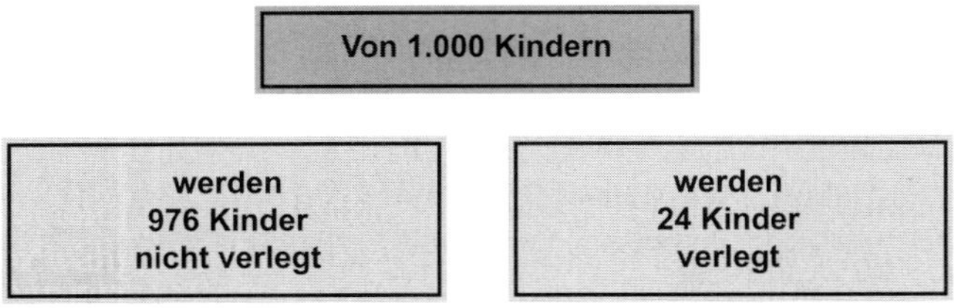

```
┌─────────────────────────────┐
│      Von 1.000 Kindern       │
└─────────────────────────────┘

┌──────────────────┐   ┌──────────────────┐
│     werden       │   │     werden       │
│   976 Kinder     │   │   24 Kinder      │
│  nicht verlegt   │   │    verlegt       │
└──────────────────┘   └──────────────────┘
```

Abbildung 25: Verlegungsrate der Kinder nach der Geburt

4.3. Perinatale Mortalität

Ziel 13:
Die Rate der perinatalen Mortalität liegt unter 2,5 bezogen auf 1.000 Geburten

Die Daten der perinatalen Mortalität sind für statistische Vergleiche immer weniger anwendbar je stärker die Raten sinken (Wiegers et al 1996). Aufgrund der niedrigen Inzidenz von 1,6 Todesfälle bezogen auf 1.000 Geburten (0,16%) ergibt sich der Bedarf an Gruppengrößen von ca. 80.000 bis 120.000 Geburten in jeder Gruppe, wenn bei einem Vergleich ein Unterschied von 0,05% signifikant werden soll. Daher kann die Gegenüberstellung von Studienergebnissen lediglich Informationscharakter besitzen. Die perinatale Mortalität betrifft alle kindlichen Todesfälle bis 7 Tage nach der Geburt bei einer Lebendgeburt und alle Kinder ab 500g Geburtsgewicht bei einer Totgeburt. Aus dem Dokumentationsbogen wird nicht ersichtlich, ob wirklich nach jeder Geburt mindestens 7 Tage Kontakt zu der Familie bestand. Dieses Problem der Erfassungsgenauigkeit besteht bei der klinischen Perinatalerhebung im noch stärkeren Maße. Die Zielmarke von 2,5 Todesfälle bezogen auf 1.000 Geburten ist ein Vorschlag von QUAG e.V., der sich am Wert der Gesamtrate in Deutschland orientiert und davon etwa die Hälfte als Zielwert ausgibt. Aus den Zahlen des Statistischen Bundesamtes errechnet sich für das Jahr 2004 eine Rate von 5,89 bezogen auf 1.000 Geburten für alle 708.350 in Deutschland geborenen Kinder.

Studienergebnisse

Im betrachteten Zeitraum fallen von insgesamt 81 Todesfällen in der hier vorliegenden Studie genau 68 Todesfälle in den Zeitraum der perinatalen Mortalität, d.h. 13 Todesfälle ereigneten sich erst nach dem siebten Tag post partum. Die perinatale Mortalitätsrate beträgt 1,61 bezogen auf 1.000 Geburten.

Vor der Geburt verstorbene Kinder

Vor der Geburt sind 22 Kinder oder 0,52 bezogen auf 1.000 Geburten verstorben – darunter 2 Frühgeborene (< 37 Schwangerschaftswochen und < 2500 g). Bei 6 der 22 Totgeburten war die Hebamme kürzer als 2 Stunden anwesend. Der Umstand, dass vor der Geburt verstorbene Kinder Teil der Studiengruppe sind, kann so interpretiert werden: Die Hebammen haben entweder vor Wehenbeginn den Tod des Ungeborenen festgestellt und die Schwangeren haben sich bewusst für eine außerklinische Geburt entschieden oder sie haben sich für die Klinik umentschieden, wurden aber von der Geburt zu Hause überrascht.

Während der Geburt verstorbene Kinder

Während der Geburt sind 12 Kinder oder 0,28 bezogen auf 1.000 Geburten verstorben – von diesen ist 1 Kind als Frühgeburt dokumentiert. Bei 3 der 12 totgeborenen Kinder war die Hebamme kürzer als 2 Stunden anwesend. Als Todesursachen für diese 12 Kinder werden vornehmlich Anomalien (D 26, 31, 36) und Asphyxie/Hypoxie/Zyanose (D 02) genannt. Auch hier geht nicht aus den Angaben hervor, inwieweit sich darunter ebenfalls Geburten von nicht lebensfähigen Kindern befinden, die bewusst außerklinisch geplant waren. (Katalog D zur Morbidität des Kindes siehe Seite 135)

Nach der Geburt verstorbene Kinder

Nach der Geburt sind 34 Kinder oder 0,81 bezogen auf 1.000 Geburten verstorben – darunter 3 Frühgeborene. Bei 11 der 34 Geburten war die Hebamme kürzer als 2 Stunden anwesend. Als Todesursachen werden vornehmlich Anomalien (D 25, 26, 29, 31, 35, 36, 38) und Atemstörungen (D 02, 03, 04) dokumentiert. Der neue Fragebogen zu den Todesfällen wird in Zukunft genaue Informationen liefern, um eine mögliche Unvermeidbarkeit eines Todesfalls (wie der Tod eines nicht lebensfähigen Kindes nach bewusster Wahl eines außerklinischen Geburtsortes) abschätzen zu können.

Verstorben am außerklinischen Geburtsort

Am außerklinischen Geburtsort (d.h. ohne subpartale Verlegung in die Klinik) wurden 49 Kinder (1,16 auf 1.000 Geburten) geboren, die als perinatale Todesfälle dokumentiert wurden.

Todesfälle ohne Eintag einer Todesursache

Eine Anzahl zwischen 1 (im Jahr 2000) und 5 (im Jahr 2002) Todesfällen mit außerklinischem Geburtsort wurden ohne Eintrag einer Todesursache dokumentiert.

Zur Forschungslage

Im Bericht von Stewart et al (2005: 26) werden für die selbstständigen Geburtszentren aus verschiedenen englischsprachigen Studien kaum Angaben zur perinatalen Mortalität gemacht: Zum einen wird die Arbeit von Rooks et al genannt, zum anderen wird auf eine norwegische Studie hingewiesen, die jedoch keinen direkten

Bezug zu Geburtszentren hat. Grundsätzlich ist es nicht immer eindeutig ersichtlich, welche Definition von perinataler Mortalität angewendet wird und wie hoch die Erfassungsrate für die Tage nach der Geburt war. In der National Birth Center Study (Rooks et al 1989) sind während und nach der Geburt insgesamt 15 Kinder von insgesamt 11.826 geborenen Kindern verstorben, die Totgeburtenrate ist mit 0,4 bezogen auf 1.000 Geburten angegeben.

Bastian et al (1998) geben für die Jahre 1985 bis 1990 bezogen auf 7.002 Hausgeburten in ganz Australien eine Rate von 45 perinatalen Todesfällen („fetal and neonatal deaths according to WHO definition") oder 7,1 bezogen auf 1.000 Geburten an, die sie als die höchste in Gegenüberstellung mit vergleichbaren Kollektiven bezeichnen.

Bei 1.230 begonnenen Hausgeburten in Baden-Württemberg aus den Jahren 1992–1995 verstarben 2 Neugeborene (1,6 bezogen auf 1.000 Geburten) in der Perinatalzeit (siehe Bässler-Weber 2002: 84).

Treffers und Laan (1986 zitiert nach Bässler-Weber 2002: 23) geben für die 60.642 Hausgeburten des Jahres 1985 von insgesamt 179.190 Geburten in den Niederlanden (oder 33,8% aller Geburten im gleichen Jahr) eine Rate der perinatalen Mortalität von 1,9 bezogen auf 1.000 Geburten an, gegenüber einer Gesamtrate für die Niederlande von 9,8 bezogen auf 1.000 Geburten.

Bei den 5.418 geplanten und auch noch bei Wehenbeginn gewünschten Hausgeburten aus Nordamerika im Jahr 2000 ereigneten sich 17 kindliche Todesfälle innerhalb der Perinatalzeit (nach der eigenen Interpretation der Angaben von Johnson und Daviss 2005) – damit ergibt sich eine perinatale Mortalität von 3,14 bezogen auf 1.000 Geburten.

Johnson und Daviss (2005) beschreiben die Rate an kindlichen Todesfällen folgendermaßen:

„After we excluded four stillborns who died before labour but whose mothers still chose home birth, and three babies with fatal birth defects, five deaths were intrapartum and six occurred during the neonatal period […]. This was a rate of 2.0 deaths per 1000 intended home births. The intrapartum and neonatal mortality was 1.7 deaths per 1000 low risk intended home births after planned breeches and twins (not considered low risk) were excluded. The results for intrapartum and neonatal mortality are consistent with most North American studies of intended births out of hospital and low risk hospital births […]."

Die geplante Hausgeburt eines Kindes, welches bekanntermaßen nicht überleben wird, können sie – im Gegensatz zum bundesdeutschen Datenmaterial – genau herausfiltern. Gleichzeitig betonen sie, dass es bislang keine Studie gibt, die die geringe Anzahl der Todesfälle tatsächlich abbilden kann (Johnson und Daviss 2005).

Bässler-Weber (2002: 15) errechnet für die insgesamt 30.463 begonnenen außerklinischen Geburten (dokumentiert aus verschiedenen Bundesländern in einer Zeitspanne zwischen 1981 und 1999 in unterschiedlichen Studien) eine perinatale Mortalitätsrate von 1,7 bezogen auf 1.000 Geburten.

Wie bereits betont, sind diese Gruppen auf Grund der sozialen, demographischen und verkehrstechnischen Unterschiede für die Durchführung von Geburten sowie ihrer anderen Zusammensetzung nach Parität nicht vergleichbar, darüber hinaus spielt gerade beim Punkt der Mortalität der technische Fortschritt in den dazwischenliegenden 20 Jahren eine entscheidende Rolle. Nicht überlebensfähige oder gefährdete Ungeborene werden heute zeitlich früher in der Schwangerschaft diagnostiziert als noch vor 20 Jahren. Zudem gibt es keine international anerkannten Kriterien, ein auf Grund seiner Fehlbildungen nicht überlebensfähiges Neugeborenes eindeutig zu definieren. Alle hier angeführten Argumente sprechen dagegen, die Rate der perinatalen Mortalität als Vergleichskriterium zu verwenden, doch es spricht viel dafür, noch stärker die Umstände jedes Todesfalls näher zu betrachten, um von den Konsequenzen, die aus diesen seltenen Ereignissen gezogen werden, für weitere Entbindungen zu lernen.

Schlussfolgerungen

Eine Studie, die einen Richtwert für die Mortalitätsrate bei außerklinischen Geburten in Industrienationen aufzeigt, gibt es nicht. Auch mit niederländischen Zahlen lässt sich kein Vergleich anstellen, da dort eine andere Vorauswahl für die Hausgeburt als in Deutschland getroffen wird.
Obwohl das bundesdeutsche außerklinische Kollektiv eines der weltweit größten dokumentierten ist, ist es noch nicht groß genug, um signifikante Unterschiede zum bundesdeutschen Durchschnitt aufzuzeigen.
Eine Anzahl von 1 bis 5 Todesfällen mit außerklinischem Geburtsort werden jährlich ohne Eintrag einer Todesursache dokumentiert. Es sollte Ziel sein, bei diesen Todesfällen immer den Eintrag von der ärztlichen Todesbescheinigung in den Dokumentationsbogen übertragen zu können.

Da es sich um eine sehr kleine Anzahl an Todesfällen insgesamt in den betrachteten fünf Jahren handelt, fällt jede Geburt ins Gewicht, bei welcher das Kind eindeutig nicht lebensfähig war und in diesem Bewusstsein außerklinisch geboren wurde. Doch lassen sich derzeit diese Fälle nicht herausfiltern. Um einen genaueren Einblick in die Umstände jedes einzelnen Todesfalles zu bekommen, werden seit 2005 zum einen alle Hebammen auf dem modifizierten Dokumentationsbogen nach pränatal diagnostizierten Fehlbildungen gefragt und zum anderen neue Begleitbögen zur ausführlichen Dokumentation kindlicher Todesfälle angeboten.

Daher müssen die dokumentierten Fälle an dieser Stelle für sich alleine stehen und können nicht weiter interpretiert werden.
Eine Hilfe zur Verminderung möglicherweise vermeidbarer Todesfälle stellen nur Einzelfallanalysen dar, die in den Hebammenkreisen bereits in den letzten drei Jahren durchgeführt werden.

5. Die Gesundheit der Mutter

Problematik nach der Geburt

Die WHO (1996: 29) benennt die Plazentalösungsstörung sowie die schwere Blutung als hauptsächliche Komplikationen für Frauen direkt nach der Geburt. Katalog E des Dokumentationsbogens der vorliegenden Erhebung lässt noch die Einträge zu schweren Geburtsverletzungen und „Sonstiges" zu. Im ersten Teil dieses Kapitels wird dargestellt, wie häufig diese Problematik in der Studiengruppe vorkommt und inwiefern die Zielmarke von 5% an Auffälligkeiten bei den Müttern realistisch ist. Der Bezug zu vorangegangenen Geburtskomplikationen ist nicht intendiert, sondern wird zukünftigen Publikationen vorbehalten sein.

Geburtsverletzungen

Die drei Ziele zur mütterlichen Gesundheit konzentrieren sich auf die Geburtsverletzungen bezogen auf alle Geburten sowie auf alle vaginalen Geburten. Grundsätzlich gilt es, Verletzungen, die bleibende Schäden zur Folge haben können, zu vermeiden. Daher steht das Ziel „Dammrisse, die zu bleibenden Schäden führen können (Dammriss Grad III – IV), bei Erstgebärenden unter 1,0% und bei Mehrgebärenden unter 0,5% bezogen auf die vaginalen Geburten" an erster Stelle. Sultan (1997) folgend sind die Dammrisse Grad III und IV mit längerfristiger Stuhlinkontinenz verbunden, siehe auch Schlömer et al (2003).
Eine Differenzierung nach Parität wurde in der vorliegenden Studie, vorgenommen, da bei Erstgebärenden eine höhere Rate an Geburtsverletzungen unvermeidbar ist, wie u.a. aus den niederländischen Daten von Wiegers et al (1996) und der vorliegenden Studie hervorgeht.

Nach dem Gutachten von Geraedts und Neumann (2003) kann die Rate der durchgeführten Episiotomien als Qualitätsindikator dienen. Mit der Formulierung des weiteren Ziels „Die Rate der Erstgebärenden nach einer vaginalen Geburt ohne Episiotomie und/oder ohne Dammriss Grad III oder IV liegt über 85%" geht die vorliegende Studie noch einen Schritt weiter und schließt die schwerwiegenden Dammrissverletzungen mit ein. In der Studie „Außerklinische Geburt in Deutschland. German Out-Of-Hospital Birth Study 2000-2004" werden besonders die Erstgebärenden berücksichtigt – sie besitzen die höchste Wahrscheinlichkeit für eine Geburtsverletzung.
Da die Studie die Daten nach der Methode „intention to treat" auswertet, sind nicht alle analysierten Geburten am außerklinischen Geburtsort beendet. Die Episiotomien

und Dammrisse können also auch in der Klinik geschehen sein. Obwohl außerklinisch tätige Hebammen in der Regel wenig Einfluss auf die klinischen Abläufe ausüben können, wurden die Ziele dennoch aufgestellt, da sie mit der Qualitätssicherung der (klinischen) Geburtshilfe übereinstimmen.

Das Gleiche gilt für das letzte Ziel zu Geburtsverletzungen. Angenommen, die Sectiorate steigt weiter, wird die Spontangeburt nur noch vollkommen gesunden, befundfreien Schwangeren vorbehalten sein. Logischerweise sollte damit die Rate der durchgeführten Episiotomien sinken (wie es sich auch in den klinischen Perinatalberichten abzeichnet). Um diesen Trend darstellen zu können, müssen die Raten der Dammschnitte und die Raten der Kaiserschnitte untereinander in Beziehung gesetzt werden. Dies wird mit dem Ziel „Die Differenz zwischen den Dammschnittraten dieser und der nächsten Fünf-Jahresstudie entspricht der Differenz zwischen den Sectioraten der beiden Fünf-Jahresstudien". Je nach Parität stellen sich die Ergebnisse zu Kaiserschnitten und Dammschnitten unterschiedlich dar. Der Abstand zwischen der Dammschnittrate der hier vorliegenden Studie „*Außerklinische Geburt in Deutschland. German Out-Of-Hospital Birth Study 2000-2004*" zur Dammschnittrate der kommenden Studie für 2005–2009 sollte dem Abstand der Sectiorate zur kommenden Sectiorate in etwa entsprechen. Steigt die Sectiorate, sollte die Episiotomierate in etwa gleichem Maße fallen. Sinkt die Sectiorate, ist natürlich nichts dagegen einzuwenden, wenn die Episiotomierate gleichzeitig niedrig bleibt. Dieses kann ein gemeinsames Ziel von außerklinischer wie klinischer Geburtshilfe sein.

5.1. Wohlergehen direkt nach der Geburt

Ziel 14:
Mehr als 95% aller Frauen haben keine klinische Problematik nach der Geburt

Die in der vorliegenden Studie betrachteten Komplikationen entsprechen denjenigen, die auch die WHO (1996: 29) als wesentliche Komplikationen für Wöchnerinnen identifiziert: Plazentalösungsstörung sowie Blutung über 1.000 ml. Bei der Festlegung der Zielmarke wurden die hier präsentierten Ergebnisse berücksichtigt, da für die außerklinische Geburtshilfe keine Grenzwerte für mütterliche Komplikationen nach der Geburt bestehen.

Studienergebnisse

In der Gesamtgruppe von 42.134 Wöchnerinnen befinden sich 40.288 Mütter ohne Problematik nach der Geburt. Sie machen 95,6% der Gesamtgruppe aus. Bei 1.866 Frauen oder 4,4% besteht mindestens eine der vier im Dokumentationsbogen aufgelisteten Komplikationen (Plazentalösungsstörung / unvollständige Plazenta, Blutung > 1.000 ml, komplizierte Geburtsverletzung oder Sonstiges). Siehe die genaue Aufstellung in Tabelle 27 und die Rate der Komplikationen, die alleine ohne weitere Problematik der Mutter auftreten, in Tabelle 28.

Mütterliches Outcome im Einzelnen
Im Detail verteilen sich die mütterlichen Komplikationen in der außerklinischen Geburtshilfe folgendermaßen:

Plazentalösungsstörung
Mit 709 Einträgen (1,68% aller Geburten) liegt die Plazentalösungsstörung / unvollständige Plazenta nach Häufigkeit an erster Stelle.

Blutverlust
Blutung über 1.000 ml wird in der vorliegenden Studie mit insgesamt 594 Einträgen (1,41% aller Geburten) als zweithäufigste Problematik genannt.

Geburtsverletzungen
Die komplizierte Geburtsverletzung liegt in 321 Fällen vor (0,76% aller Geburten). Möglicherweise sind hier auch Doppelnennungen mit den Dammrissen eingetragen worden oder es handelt sich um Risse an der Klitoris, an tiefer liegenden Teilen der Vagina oder an der Zervix.

Sonstiges
Bei 477 Einträgen (1,13% aller Geburten) ist in der vorliegenden Studie „Sonstiges" angekreuzt. Hierunter können Ereignisse wie Blutdruckkrisen, Psychosen oder Depressionen verstanden werden.
Bei 12 Frauen ist die Problematik nicht spezifiziert.

Wird die Häufung der Einträge betrachtet, zeigt sich, dass die verschiedenen mütterlichen Komplikationen zumeist alleine auftreten: Als alleinige Einträge werden die vier Komplikationen in insgesamt 1.620 Fällen (3,84% aller Geburten) genannt, wobei die 433 Nennungen lediglich „Sonstiges" bereits 1,03% aller Geburten ausmachen. Nur nach 246 Geburten (0,58% aller Geburten) liegt mehr als eine Komplikation für die Mutter vor.

Tabelle 27: Mütterliche Komplikationen

	Studiengruppe Gesamt n (%)
Alle Geburten	42.154 (100%)
Kein Eintrag bei mütterlicher Problematik	40.288 (95,57%)
Mütterliche Problematik liegt vor	1.866 (4,43%)
davon insgesamt:	
Blutung über 1.000 ml	594 (1,41%)
Plazentalösungsstörung / unvollst. Plazenta	709 (1,68%)
Komplizierte Geburtsverletzung	321 (0,76%)
Sonstiges	477 (1,13%)
Tod der Mutter	1 (0. 002%)

Mütterliche Komplikationen, Prozente beziehen sich auf die Gesamtmenge n= 42.154

Tabelle 28: Mütterliche Komplikationen als alleinige Nennungen

	Studiengruppe Gesamt n (%)
Alle Geburten	42.154 (100%)
Kein Eintrag bei mütterlicher Problematik	40.288 (95,57%)
Problematik ohne weitere Spezifikation	12 (0.03%)
Lediglich eine mütterliche Problematik (insgesamt)	1.620 (3,84%)
davon als alleinige Problematik:	
Blutung über 1.000 ml	377 (0,89%)
Plazentalösungsstörung / unvollst. Plazenta	536 (1,27%)
Komplizierte Geburtsverletzung	274 (0,65%)
Sonstiges	433 (1,03%)

Mütterliche Komplikationen (lediglich eine Problematik), Prozente beziehen sich auf die Gesamtmenge n= 42.154

Komplikationen nach Parität

In der vorliegenden Studie zeigt sich ein bedeutsamer Unterschied, wie sich die mütterlichen Komplikationen auf die beiden Paritätsgruppen verteilen. Mehrgebärende haben knapp 3% seltener Komplikationen nach der Geburt als Erstgebärende: Von den insgesamt 27.264 Mehrgebärenden hatten 26.323 Frauen oder 96,5% aller Mehrgebärenden keine Probleme gegenüber 93,8% der Erstgebärenden (13.956 von 14.881 Erstgebärenden).

Komplikationen nach Einrichtung

Werden die beiden beteiligten Institutionen verglichen, so wird klar, dass Geburtshaus und Hausgeburt gleiche Raten an Müttern ohne Komplikationen dokumentieren (95,5% respektive 95,6%).

Komplikationen nach Parität und Einrichtung

Werden nur die Erstgebärenden in den beiden Institutionen betrachtet, so liegt eine komplikationsfreie postpartale Phase in der Hausgeburt (93,1%, 4.987 von 5.358 Erstgebärenden) um etwa einen Prozentpunkt seltener als im Geburtshaus vor (94,2%, 8.969 von 9.523 Erstgebärenden). Für Mehrgebärende beträgt der Unterschied nur 0,3 Prozentpunkte (96,40% für die Hausgeburt und 96,76% für die Geburt im Geburtshaus).

Tod der Mutter

Zusätzlich ist ein mütterlicher Todesfall in der Gesamtmenge von 42.154 Geburten dokumentiert. Abgesehen von der Tatsache, dass bislang noch nicht genügend außerklinische Geburten dokumentiert sind, um einen derart seltenen Fall in einem aussagekräftigen Wert auszudrücken (eine Hochrechnung auf 100.000 Lebendgeburten würde einen Wert von 2,37 auf 100.000 Lebendgeborene ergeben), ist auch die Gegenüberstellung mit dem bundesdeutschen Durchschnitt problematisch: Es gibt keine Erfassungsstelle, die eine gesicherte Angabe darüber machen kann, wie viele Frauen innerhalb von 42 Tagen nach einer Geburt verstorben sind (derzeit in Deutschland gültige Definition von Müttersterblichkeit). Zwei Hauptgründe werden dafür verantwortlich gemacht: Zum einen wird nicht allen fehlenden Angaben in den Todesbescheinigungen nachgegangen, zum anderen wird in den Todesbescheinigungen der Tod in den letzten 42 Tagen nach Beendigung einer Schwangerschaft bescheinigt, ohne dass nach Entbindung, Interruptio oder Abort differenziert wird. Zudem wird es unterschiedlich gehandhabt, ob alle mütterlichen Todesfälle im zeitlichen Zusammenhang mit der Schwangerschaft oder ob nur Todesfälle im ursächlichen Zusammenhang in die mütterliche Mortalitätsrate eingerechnet werden. Diese uneinheitlichen Angaben (in unterschiedlichen Formulierungen je nach Bundesland) gehen in die Auswertung des Statistischen Bundesamtes ein. Im Jahr 2004 sind 37 Todesfälle auf 705.622 Lebendgeborene oder 5,2 Fälle auf 100.000 Lebendgeborene gemeldet. Im Bundesland Bayern wird auf unterschiedlichen Wegen die Totalerfassung aller Müttersterbefälle forciert. Werden die Zahlen für Bayern der fünf Jahre 2000 – 2004 zu Grunde gelegt, ergeben sich 41 mütterliche Todesfälle auf 573.247 Lebendgeborene oder 7,2 Fälle auf 100.000 Lebendgeborene. Derzeit wird davon ausgegangen, dass eine Müttersterblichkeit von 8 bis 12 Fällen auf 100.000 Lebendgeborene als niedrigste Rate erreicht werden kann (Welsch 2006: 19). Die klinische Müttersterblichkeit in Deutschland soll im Jahr 2004 bei 45 auf 662.624 Geburten (Bundesauswertung 2004 der BQS), d.h. bei 6,7 Fällen auf 100.000 Lebendgeborene liegen. Bayern hat 2004 bereits davon einen Anteil von 10 Todesfällen bei einer Gesamtmenge von 111.164 Lebendgeborenen oder umgerechnet zu 9,0 Fälle auf 100.000 Lebendgeborene. Eine derartige Konzentration von mütterlichen Todesfällen auf ein Bundesland scheint eher unwahrscheinlich und spricht für ein „underreporting" aus den übrigen Bundesländern.

Die Differenzen zeigen, dass es keine verlässlichen Angaben zur Rate der Müttersterblichkeit in Deutschland gibt. Als die beiden häufigsten Ursachen für Todesfälle der Mütter nach der Geburt werden die Embolie (venöse Thromboembolie sowie Fruchtwasserembolie) und der übermäßige Blutverlust mit Verbrauchskoagulopathie und Gerinnungsstörung bezeichnet (siehe Artikel „Müttertodesfälle besser aufklären!" 2006: 15). Als „ sentinel event" verlangt ein mütterlicher Todesfall eine Aufklärung und Besprechung in einer Weise, dass die Berufsgruppen daraus Konsequenzen ziehen und weitere Fälle möglichst verhindern können.

Der in der außerklinischen Geburtshilfe dokumentierte mütterliche Todesfall im Jahr 2000 betrifft eine Frau, die zwei Stunden post partum in einer nicht bedrohlichen Lage wegen Plazentalösungsstörungen (ohne belastende Anamnese) sowie mit einem Blutverlust von ca. 1.000 ml in die Klinik verlegt wurde. In der Klinik kam es zu Komplikationen. Zwei Tage nach der Verlegung ist die Wöchnerin in der Klinik verstorben.

Zur Forschungslage

Plazentalösungsstörung
Speziell zu dieser Thematik liegen keine validen Ergebnisse aus anderen Studien vor. Trotz der geringen Anzahl an Studienteilnehmerinnen sei nur die Niederländische Studie zu Haus- und Klinikgeburten aus den Jahren 1990 bis 1993 genannt: In einer „low risk"-Klientel haben 2 oder 0,4% aller 471 Erstgebärenden, und 5 oder 0,7% der 669 Mehrgebärenden, die eine Hausgeburt planten, eine Plazentaretention erlebt (Wiegers et al 1996).

Blutverlust
In der Niederländischen Studie zu Haus- und Klinikgeburten aus den Jahren 1990 bis 1993 in einer „low risk"-Klientel haben 9 oder 1,9% aller 471 Erstgebärenden und 4 oder 0,6% der 669 Mehrgebärenden, die eine Hausgeburt planten, einen Blutverlust von größer oder gleich 1.000 ml erfahren (Wiegers et al 1996). Im Bericht von Stewart et al (2005: 25) werden für die selbstständigen Geburtszentren aus verschiedenen englischsprachigen Studien Raten von Blutverlust zwischen 1% und 7% der jeweiligen Gesamtgruppen genannt, ohne dass jeweils in den Studien dargelegt wurde, welche Menge als „Blutverlust" verstanden wird (mehr als 500 ml wird bspw. bei Saunders et al (2000) angegeben).

Tod der Mutter
Die 1.230 begonnenen Hausgeburten in Baden-Württemberg aus den Jahren 1992–1995 beinhalten einen Fall, bei dem die Mutter 9 Tage nach der Geburt verstarb. Nach der Hausgeburt, die unauffällig verlief, verstarb die Wöchnerin nach der Verlegung in die Klinik an einer primären pulmonalen Hypertonie, die bis dahin nicht bekannt gewesen war und ohne Vorwarnung einsetzte (Bässler-Weber 2002: 89). Bisher hat nur eine weitere Studie zu außerklinischen Geburten einen mütterlichen Todesfall berichtet: Die New Zealand Study untersuchte 9.776 geplante Hausgeburten in einer Zeitspanne von 20 Jahren. Der einzige Todesfall einer Mutter trat auf Grund einer Streptokokken-Infektion am 8. Tag nach der Geburt ein, obwohl tägliche Wochenbettbesuche erfolgt waren (Gulbransen et al 1997).

Schlussfolgerungen

In der Gesamtgruppe haben 95,6% der Wöchnerinnen keine Problematik nach der Geburt. Unter den übrigen 4,4% erscheinen die Erstgebärenden im Vergleich zu den Mehrgebärenden als eine vulnerable Gruppe. Da diese Differenz nach Parität sicherlich auch im Kliniksetting besteht, gibt der Unterschied keinen Anlass, Erstgebärenden von der außerklinischen Geburt abzuraten. Nur beim Vergleich mit anderen außerklinischen Gruppen sollte die Parität in Bezug auf postpartale Komplikationen berücksichtigt werden, wie auch die Ergebnisse aus den Niederlanden nahe legen. Plazentalösungsstörungen und Blutung über 1.000 ml erscheinen als häufigste Komplikationen (jeweils etwa 1,5% der Gesamtmenge). Studien, die für andere Länder vergleichbare Kriterien abfragen, liegen nicht vor. Mit welchen Komplikationen Frauen, die eine außerklinische Geburt planen, rechnen können, beantwortet derzeit nur diese hier vorliegende Studie *„Außerklinische Geburt in Deutschland. German Out-Of-Hospital Birth Study 2000-2004"*.

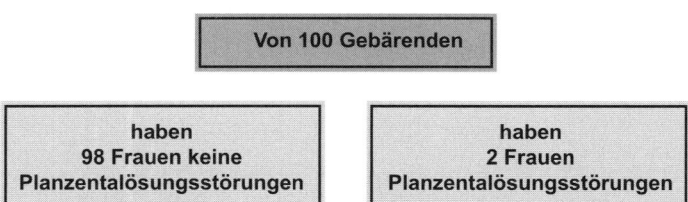

Abbildung 26: Anteil der Gebärenden mit Plazentalösungsstörungen oder unvollständiger Plazenta

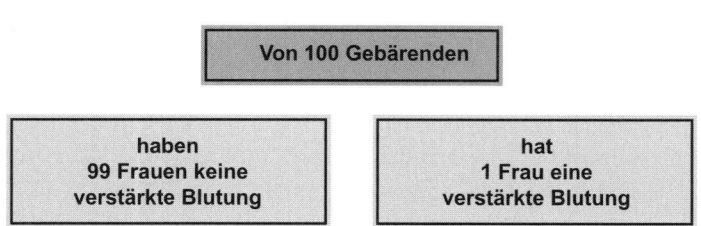

Abbildung 27: Anteil der Gebärenden mit Blutung über 1.000 ml nach der Geburt

5.2. Dammrisse

Ziel 15:
Dammrisse, die zu bleibenden Schäden führen können (Dammriss Grad III oder IV), treten bei unter 1,0%
der Erstgebärenden und bei unter 0,5% der Mehrgebärenden auf (bezogen auf die vaginalen Geburten)

Studienergebnisse

Zur Zielvorgabe
In den betrachteten fünf Jahren der vorliegenden Studie liegt der Prozentsatz der
Dammrisse Grad III – IV für Erstgebärende bei 1,6% (210 Fälle bezogen auf alle
13.501 vaginalen Geburten bei Erstgebärenden) und für Mehrgebärende bei 0,6%
(152 bezogen auf alle 26.804 vaginalen Geburten bei Mehrgebärenden), siehe
Tabellen 29 und 30 auf Seite 112 und 113. Die gesetzten Ziele sind demnach um
0,6 bzw. um 0,1 Prozentpunkte noch nicht erreicht.

Ergebnisse der Gesamtgruppe

Dammriss Grad III – IV ohne Episiotomie
Tabelle 31 zeigt: Die Rate der Frauen mit vaginaler Geburt, bei denen kein Dammschnitt vorgenommen wird und die bei der Geburt einen Dammriss Grad III – IV
bekommen, liegt bei 0,8% (320 von 37.880 Frauen).

Dammriss Grad III – IV bei Episiotomie
In der Gruppe der Frauen, die eine Episiotomie erhalten, liegt die Rate bei 1,7% (42
Frauen von 2.425 Frauen, siehe Tabelle 32). Aus den Angaben der WHO errechnet
sich eine Differenz zwischen den beiden Gruppen von 0,8 Prozentpunkten, in der
deutschen Studie sind es vergleichbare 0,9 Prozentpunkte.

Dammriss Grad III – IV mit und ohne Episiotomie nach Parität
Werden die Geburten mit bzw. ohne Dammschnitt zusätzlich nach Parität differen-
ziert, ergibt sich folgendes Bild:
Tabelle 31 zeigt: Die Rate der Erstgebärenden mit vaginaler Geburt, bei denen kein
Dammschnitt vorgenommen wird und die bei der Geburt einen Dammriss Grad III
– IV bekommen, liegt bei 1,5% (184 Frauen von 11.874 Frauen).
In der Gruppe der Erstgebärenden, die eine Episiotomie erhalten, liegt die Rate bei
1,6% (26 Frauen von 1.627 Frauen, siehe Tabelle 32). Aus diesen Angaben errechnet
sich eine Differenz zwischen den beiden Gruppen von 0,1 Prozentpunkten.

Für die Mehrgebärenden ist die Differenz wesentlich deutlicher:
Die Rate der Mehrgebärenden mit vaginaler Geburt, bei denen kein Dammschnitt vorgenommen wird und die bei der Geburt einen Dammriss Grad III – IV bekommen, liegt bei 0,5% (136 Frauen von 26.006 Frauen siehe Tabelle 31).
In der Gruppe der Mehrgebärenden, die eine Episiotomie erhalten, liegt die Rate bei 2,0% (16 Frauen von 798 Frauen, siehe Tabelle 32). Aus diesen Angaben errechnet sich eine Differenz zwischen den beiden Gruppen von 1,5 Prozentpunkten.

Geburten ohne Dammschnitt
Wird nur die vaginale Geburt ohne Episiotomie in der vorliegenden Studie betrachtet, erscheint die Wahrscheinlichkeit für einen solchen schweren Dammriss bei Erstgebärenden im Vergleich zu Mehrgebärenden fast dreimal so hoch (OR = 2,99 mit 95%-CI = 2,40 – 3,74 mit p < 0,001). Dieses Ergebnis ist signifikant und erklärlich: Zum einen besteht die Gruppe der Mehrgebärenden nicht nur aus Zweit-, sondern auch als Dritt- oder Viertgebärenden (die höchste Paritätsangabe ist 13). Ihre Chance, keine Geburtsverletzung davonzutragen, ist ungleich größer als die der Erstgebärenden in der Vergleichsgruppe oder auch die der Zweitgebärenden in der eigenen Gruppe. Zum anderen werden Frauen nach einer vorangegangenen Entbindung, die mit einem schweren Dammriss endete, seltener die außerklinische als die klinische Geburt für ihr nächstes Kind wählen (falls sie sich überhaupt für ein weiteres Kind entscheiden) und dort wird ihnen möglicherweise zur Sectio geraten. Diese kommen somit nicht in das außerklinische Kollektiv der Mehrgebärenden. Gleichzeitig hilft dieses Ergebnis Erstgebärenden nicht weiter, denn sie können sich ihre Parität nicht aussuchen wie sie den Geburtsort wählen. Doch die eigentlich interessierende Frage, wo Erstgebärende eher einem Dammriss Grad III – IV entgehen, kann nur in einer gemeinsam angelegten klinischen und außerklinischen Studie beantwortet werden.

Das Ergebnis der gleichen Abfrage (Rate der Dammrisse Grad III – IV bei vaginalen Geburten mit Episiotomie) ergibt keinen Unterschied zwischen den Paritäten: Dammschnitte bei Mehrgebärenden werden seltener durchgeführt als bei Erstgebärenden. In der Regel wird nur dann geschnitten, wenn die Durchtrittsphase beschleunigt werden soll oder der Damm zu reißen droht. Möglicherweise führt die letztere Überlegung zur Fehlentscheidung und damit zu einer Rissrate bei Mehrgebärenden, die mit der bei Erstgebärenden zu vergleichen ist (OR = 0,79 mit 95%-CI = 0,42 – 1,49 mit p = n.s.), siehe Tabelle 32. Die Unterscheidung nach Parität dient in diesem Zusammenhang allein dazu, die Zielmarke adäquat zu formulieren und die relevanten Daten für einen späteren Gruppenvergleich bereitzustellen.

Zur Forschungslage
Die möglicherweise bestehende Besorgnis, durch Unterlassen des Dammschnitts einen Dammriss Grad III und IV zu provozieren, ist unbegründet. Im Gegenteil: Es erhärtet sich die Annahme, dass das indikationslose Legen einer Episiotomie das Auftreten von Dammrissen Grad III und IV begünstigt (siehe die Metaanalyse von

Carroli und Belizan 2002). Dem schließt sich auch das Gutachten von Geraedts und Neumann (2003) an. Zuvor hatte die WHO die Studie von Pel und Heres (1995) präsentiert, um darzulegen, dass die Episiotomie nicht vor Dammrissen Grad III schützt: Insgesamt 56.471 Geburten wurden untersucht: Die Rate der Frauen, bei denen die Hebammen keinen Dammschnitt vorgenommen hatten und die bei der Geburt einen Dammriss Grad III bekamen, lag bei 0,4% (WHO 1996: 28). In der Gruppe der Frauen, die eine mediolaterale Episiotomie hatten, lag die Rate bei 1,2% Dammrissen Grad III (WHO 1996: 28).

Schlussfolgerungen

Der Zusammenhang zwischen Episiotomie und Dammriss Grad III – IV kann mit den Daten der vorliegenden Studie untermauert und weiter ausgeführt werden: Die Wahrscheinlichkeit einen Dammriss Grad III – IV zu bekommen liegt nach einer Episiotomie höher als bei einer Geburt ohne Episiotomie. Doch sind natürlich in der Gruppe mit Episiotomie wesentlich mehr Erstgebärende vertreten, die von ihrer Parität her zu mehr Geburtsverletzungen neigen.

Werden die Geburten mit bzw. ohne Dammschnitt zusätzlich nach Parität differenziert, errechnet sich eine sehr geringe Differenz zwischen den beiden Paritätsgruppen von 0,1 Prozentpunkten. Diese deutet an, dass die Episiotomie den schwerwiegenden Dammriss weder verhütet noch provoziert. Die Parität sollte damit auch für die Zielwerte der WHO berücksichtigt werden.

Für die Mehrgebärenden fällt die Differenz mit 1,5 Prozentpunkten wesentlich deutlicher aus und zeigt, dass die von der WHO dargestellten Unterschiede im Grunde die Unterschiede im Kollektiv der Mehrgebärenden darstellen.

Aus diesen Ergebnissen lässt sich schließen: Erstgebärende aus diesem hier betrachteten speziellen „low risk" Kollektiv haben eine vergleichbare Rate von Dammrissen Grad III und IV, unabhängig vom Schneiden eines Dammschnittes. Daher sollte der Schnitt im Zweifelsfall unterbleiben. Bei Mehrgebärenden ist die Wahrscheinlichkeit für einen schwerwiegenden Riss höher, wenn eine Episiotomie angelegt wird. Daher sollte die Indikation zum Dammschnitt noch enger gefasst werden. Jedoch muss betont werden, dass diese Zahlen keinen ursächlichen Zusammenhang aufzeigen (bei den Mehrgebärenden mit Schnitt wären möglicherweise noch mehr Risse aufgetreten, wenn nicht geschnitten worden wäre).

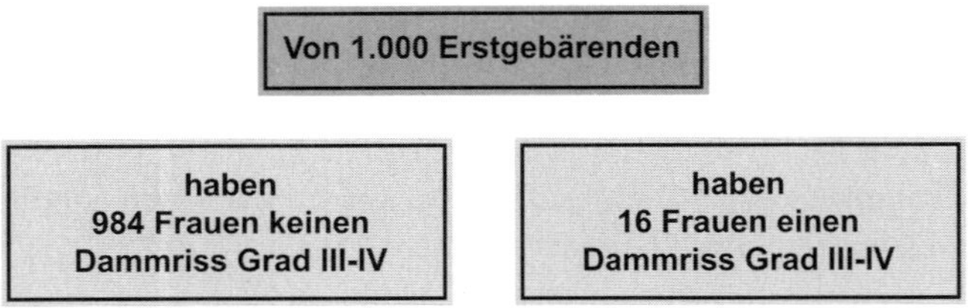

```
┌─────────────────────────────┐
│   Von 1.000 Erstgebärenden  │
└─────────────────────────────┘
```

```
┌───────────────────────┐   ┌───────────────────────┐
│        haben          │   │        haben          │
│  984 Frauen keinen    │   │  16 Frauen einen      │
│  Dammriss Grad III-IV │   │  Dammriss Grad III-IV │
└───────────────────────┘   └───────────────────────┘
```

Abbildung 28: Anteil der Erstgebärenden ohne Dammriss Grad III – IV

```
┌─────────────────────────────┐
│   Von 1.000 Mehrgebärenden  │
└─────────────────────────────┘
```

```
┌───────────────────────┐   ┌───────────────────────┐
│        haben          │   │        haben          │
│  994 Frauen keinen    │   │  6 Frauen einen       │
│  Dammriss Grad III-IV │   │  Dammriss Grad III-IV │
└───────────────────────┘   └───────────────────────┘
```

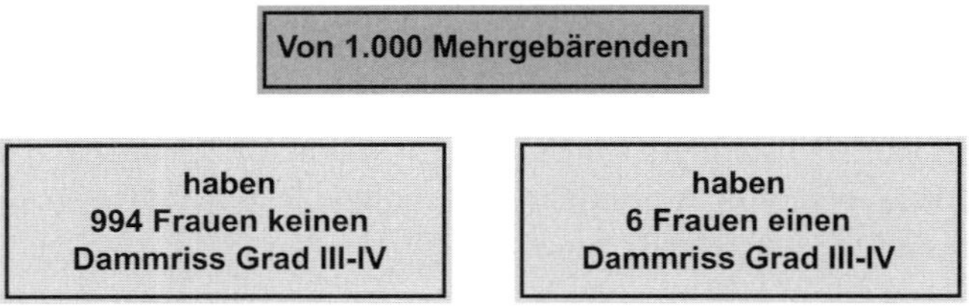

Abbildung 29: Anteil der Mehrgebärenden ohne Dammriss Grad III – IV

5.3. Dammschnitt

Ziel 16:
Die Rate der Erstgebärenden nach einer vaginalen Geburt ohne Episiotomie und/oder ohne Dammriss Grad III – IV liegt über 85%

Gestützt auf die Ergebnisse von Sleep et al (1984) hält die WHO (1996: 28) bei normalen Geburten eine Dammschnittrate von etwa 10% als Ziel für sinnvoll, ohne auf die Parität einzugehen. Ausgehend von den hier präsentierten Ergebnissen wird die Zielmarke von 85% der Erstgebärenden gesetzt, die weder Dammschnitt noch einen Dammriss Grad III – IV haben.

Studienergebnisse

Werden die Episiotomie und der Dammriss Grad III – IV als potentiell vermeidbare Geburtsverletzungen definiert, so ergibt sich für die 13.501 Erstgebärenden mit vaginaler Geburt in der vorliegenden Studie folgendes Bild: Insgesamt 1.811 Erstgebärende in diesem „low risk" Kollektiv bekommen nach einer vaginalen Geburt eine Episiotomie und/oder einen Dammriss Grad III – IV. Sie machen 13,4% aller 13.501 Erstgebärenden mit vaginaler Geburt aus. Das heißt, 86,6% der Erstgebärenden haben weder eine Episiotomie noch einen Dammriss Grad III – IV.

Trend über die Jahre
Der Trend zur Episiotomie bei Erstgebärenden ist gleichbleibend niedrig. Den niedrigsten Wert liefert der Jahrgang 2001 mit 308 Dammschnitten von 2.698 verwertbaren Angaben zu Erstgebärenden (11,4%), den höchsten teilen sich die Jahre 2000 und 2004 mit 12,4%. (siehe Tabelle 33).
Wie bereits erwähnt haben 1.627 der Erstgebärenden einen Dammschnitt (12,1% aller 13.501 Erstgebärenden mit vaginaler Geburt), wobei in 26 Fällen (1,6% aller Erstgebärenden mit vaginaler Geburt) gleichzeitig ein Dammriss Grad III – IV vorliegt. Genau 184 Erstgebärende oder 1,5% aller Erstgebärenden mit vaginaler Geburt haben einen Dammriss Grad III – IV ohne Episiotomie.

Zur Forschunglage
Auf die generelle Diskussion für und wider Episiotomie wird in diesem Zusammenhang bewusst verzichtet und einer zukünftigen Publikation vorbehalten. Zum einen liefert die Erhebung keine Information über die Schnittrichtung (mediolateral oder median) und erschwert damit den Vergleich mit anderen Studien. Zum anderen wurden diese Studien in der Regel an Klinikkollektiven durchgeführt. Hier werden zur Gegenüberstellung nur Daten aus außerklinischen Kollektiven präsentiert. Im Bericht von Stewart et al (2005: 22) werden für die selbstständigen Geburtszentren aus verschiedenen englischsprachigen Studien Dammschnittraten zwischen 5% und 18% der jeweiligen Gesamtgruppen genannt, darunter befindet sich auch die Studie von David et al (1999) für die deutschen Geburtshäuser aus der Zeitspanne 1992–1994 mit einer Dammschnittrate von 16%. In manchen Studien werden die Rissverletzungen zusätzlich aufgeführt, aber nicht mit dem Legen einer Episiotomie in Verbindung gebracht. Auch von Stewart et al (2005) wird nicht nach Parität unterschieden. Von 1.230 begonnenen Hausgeburten in Baden-Württemberg aus den Jahren 1992–1995 wurde bei 19% ein Dammschnitt dokumentiert (Bässler-Weber 2002: 133), ohne dass diese Maßnahme mit den Rissverletzungen oder mit der Parität in Bezug gesetzt wurde. Genau 119 Gebärende (30,6%) von 389 begonnenen Hausgeburten mit vaginaler Geburt in den Jahren 1989 bis 1992 im Kanton Zürich erhielten eine Episiotomie (Ackermann-Liebrich et al 1996). Im Jahr 1993 bekamen 5 oder 3,5% der 142 Schwangeren, die eine Hausgeburt durchführten, eine Episiotomie (Davies 1996) – über die Parität und über die Episiotomierate nach einer Verlegung werden jeweils keine Angaben gemacht.
Bei den 5.418 geplanten und auch noch bei Wehenbeginn gewünschten Hausgeburten aus Nordamerika im Jahr 2000 wurde bei 116 Geburten oder 2,1% aller Geburten eine Episiotomie dokumentiert (Johnson und Daviss 2005), auf Rissverletzungen und Parität wird jedoch kein Bezug genommen. Bei einem Gesamtanteil von 31,2% Erstgebärenden geht diese niedrige Rate mit großer Wahrscheinlichkeit mit einer

relativ hohen Rate an Dammrissen einher, ohne dass davon berichtet wird.
Dass eine höhere Rate an Dammschnitten bei Erstgebärenden im Vergleich zu Mehrgebärenden zu erwarten ist, zeigt neben der hier voliegenden Studie „Außerklinische
Geburt in Deutschland. German Out-Of-Hospital Birth Study 2000-2004" folgende
Studie: In der Niederländischen Studie zu Haus- und Klinikgeburten aus den Jahren
1990 bis 1993 in einer „low risk"-Klientel haben 247 oder 52,4% aller 471 Erstgebärenden, die eine Hausgeburt planten, einen Dammschnitt erhalten (im Klinikkollektiv waren es 52,8%). Dagegen haben 106 oder 15,8% der 669 Mehrgebärenden, die
eine Hausgeburt planten, eine Episiotomie erhalten – im Klinikkollektiv waren es
deutlich mehr: 25,1% (Wiegers et al 1996).

Schlussfolgerungen

Die Literatur zur außerklinischen Geburtshilfe nennt sehr unterschiedlich hohe
Dammschnittraten. Für Erstgebärende liegen Raten bis zu 53% vor. In der vorliegenden Studie beläuft sich die Dammschnittrate bezogen auf vaginale Geburten bei
Erstgebärenden auf etwa 12%. Gemeinsam mit Dammrissen Grad III – IV ergibt
sich eine Rate von 13,4%. Die Zielmarke von 85% Erstgebärender ohne Episiotomie
und/oder Dammriss Grad III – IV wird demnach in diesem ausgewiesenen „low
risk" Kollektiv um 1,6 Prozentpunkte überschritten.

Von 100 Erstgebärenden	
haben 87 Frauen weder einen Dammschnitt noch Dammriss Grad III-IV	haben 13 Frauen einen Dammschnitt und/oder Dammriss Grad III-IV

Abbildung 30: Anteil der Erstgebärenden ohne Episiotomie und/oder Dammriss Grad III – IV

5.4. Dammschnitt und Kaiserschnitt

Ziel 17:
Die Differenz zwischen den Dammschnittraten dieser und der nächsten Fünf-Jahresstudie entspricht der Differenz zwischen den Sectioraten der beiden Fünf-Jahresstudien

Studienergebnisse

Die Gesamtrate der Sectio in der vorliegenden Studie ist 4,3%: Genau 1.801 Geburten bezogen auf die 42.115 Geburten, zu denen die Angaben vorliegen, enden mit Kaiserschnitt.

Sectiorate nach Parität
In den untersuchten fünf Jahren liegt die Sectiorate für Erstgebärende bei 9,1%. Der Trend zur Sectio bei Erstgebärenden deutet sich an: Den niedrigsten Wert liefert der Jahrgang 2001 mit 239 Kaiserschnitten von 2.937 Geburten bei Erstgebärenden (8,1%), der höchste liegt im Jahr 2004 mit 315 Sectios von 3.118 Geburten bei Erstgebärenden (10,1%).
Für Mehrgebärende steigt die Rate an Kaiserschnitten ebenfalls: von 1,1% aller Geburten von Mehrgebärenden im Jahr 2000 auf 1,9% im Jahr 2004, p< 0,001 (über die Jahre), (siehe Tabelle 35). In den untersuchten fünf Jahren liegt die Sectiorate für Mehrgebärende bei 1,6%.

Zur Forschungslage der Sectio
In Gegenüberstellung mit Ergebnissen aus anderen Studien zeigen die deutschen Daten eine gewisse Ähnlichkeit:
Im Jahr 1993 wurden 17 oder 7% der 251 Schwangeren, die eine Hausgeburt planten, mittels Sectio entbunden (Davies 1996) – über vorliegende Komplikationen in der Anamnese, in der Schwangerschaft oder während der Geburt werden keine Angaben gemacht.
Genau 25 Geburten (5,7%) von 439 begonnenen Hausgeburten in den Jahren 1989 bis 1992 im Kanton Zürich wurden mit Kaiserschnitt beendet (Ackermann-Liebrich et al 1996).
Bei den 5.418 geplanten und auch noch bei Wehenbeginn gewünschten Hausgeburten aus Nordamerika im Jahr 2000 ist die Sectiorate mit 200 Kaiserschnitten oder 3,7% aller Geburten sehr niedrig (Johnson und Daviss 2005). Über die Parität wird keine Angabe gemacht.
Eine Differenzierung nach Parität bieten Rooks und Wiegers: Bei den begonnenen Geburten aus den Jahren 1985 bis 1987 in den Geburtszentren in den USA wurde in

4,4% aller Geburten ein Kaiserschnitt durchgeführt. Die Sectiorate lag für Erstgebärende bei 9,9% aller Geburten von Erstgebärenden, für Mehrgebärende bei 0,6% aller Geburten von Mehrgebärenden. (Rooks et al 1989).

In der Niederländischen Studie zu Haus- und Klinikgeburten aus den Jahren 1990 bis 1993 in einer „low risk"-Klientel hatten 14 oder 3,0% aller 471 Erstgebärenden, die eine Hausgeburt planten, eine Sectio. Genau 1 oder 0,1% der 669 Mehrgebärenden, die eine Hausgeburt planten, hatte eine Sectio (Wiegers et al 1996).

Für Erstgebärende stellen sich somit Sectioraten zwischen 3% und etwa 10% und für Mehrgebärende Raten unter 0,7% dar.

Schlussfolgerungen

Derzeit liegt, wie erwähnt, in der vorliegenden Studie die Dammschnittrate für Erstgebärende bei 12,1% aller vaginalen Geburten von Erstgebärenden, für Mehrgebärende bei 3,0% aller vaginalen Geburten von Mehrgebärenden.

Die Sectiorate für Erstgebärende kann mit 9,1% und für Mehrgebärende mit 1,6% angegeben werden.

Steigen in der nächsten Fünf-Jahresstudie sowohl die Dammschnittrate als auch die Sectioraten, kann es ein Zeichen dafür sein, dass bei Frauen eine Sectio vorgenommen wurde, bei denen keine schwere Geburt zu erwarten war. Bislang sind derartige Trendanalysen auch in anderen Ländern noch nicht durchgeführt worden. Für die Vermeidung der Entwicklung hin zum Kaiserschnitt oder zur Episiotomie ohne Indikation ist eine enge Zusammenarbeit zwischen außerklinischer und klinischer Geburtshilfe erforderlich.

Tabelle 29: Dammriss Grad III – IV und / oder Episiotomie bei Erstgebärenden

Erstgebärende: DR III-IV und Episiotomie bei vaginalen Entbindungen			
	Keine Episiotomie	Episiotomie	Gesamt
Kein DR III-IV	11.690	1.601	13.291
	88,0 %	12,0 %	100,0 %
	98,5 %	98,4 %	98,4 %
DR III-IV	184	26	210
	87,6 %	12,4 %	100,0 %
	1,5 %	1,6 %	1,6 %
Gesamt	11.874	1.627	13.501
	87,9 %	12,1 %	100,0 %

Dammriss Grad III – IV bei Erstgebärenden mit vaginaler Geburt, differenziert nach Episiotomie. Gesamtgrundmenge: n= 13.501. Prozentzahlen in der zweiten Reihe beziehen sich auf alle Erstgebärenden ohne Dammriss Grad III – IV. Prozentzahlen in der fünften Reihe beziehen sich auf alle Erstgebärenden mit Dammriss Grad III – IV. Die übrigen Prozentangaben sind Spaltenprozent und beziehen sich auf die Grundmenge der Gruppe der Erstgebärenden mit bzw. ohne Episiotomie.

Tabelle 30: Dammriss Grad III – IV und / oder Episiotomie bei Mehrgebärenden

Mehrgebärende: DR III-IV und Episiotomie bei vaginalen Entbindungen			
	Keine Episiotomie	Episiotomie	Gesamt
Kein DR III-IV	25.870	782	26.652
	97,1 %	2,9 %	100,0 %
	99,5 %	98,0 %	99,4 %
DR III-IV	136	16	152
	89,5 %	10,5 %	100,0 %
	0,5 %	2,0 %	0,6 %
Gesamt	26.006	798	26.804
	97,0 %	3,0 %	100,0 %

Dammriss Grad III – IV bei Mehrgebärenden mit vaginaler Geburt, differenziert nach Episiotomie. Gesamtgrundmenge: n= 26.804. Prozentzahlen in der zweiten Reihe beziehen sich auf alle Mehrgebärenden ohne Dammriss Grad III – IV. Prozentzahlen in der fünften Reihe beziehen sich auf alle Mehrgebärenden mit Dammriss Grad III – IV. Die übrigen Prozentangaben sind Spaltenprozent und beziehen sich auf die Grundmenge der Gruppe der Mehrgebärenden mit bzw. ohne Episiotomie.

Tabelle 31: Dammriss Grad III – IV ohne Episiotomie nach Parität

Vaginale Entbindungen ohne Episiotomie: DR III-IV und Parität			
	Erstgebärende	Mehrgebärende	Gesamt
Kein DR III-IV	11.690	25.870	37.560
	31,1 %	68,9 %	100,0 %
	98,5 %	99,5 %	99,2 %
DR III-IV	184	136	320
	57,5 %	42,5 %	100,0 %
	1,5 %	0,5 %	0,8 %
Gesamt	11.874	26.006	37.880
	31,3 %	68,7 %	100,0 %

Dammriss Grad III – IV bei Frauen mit vaginaler Geburt ohne Episiotomie, differenziert nach Parität. Gesamtgrundmenge: n= 37.880. Prozentzahlen in der zweiten Reihe beziehen sich auf alle Frauen ohne Dammriss Grad III – IV. Prozentzahlen in der fünften Reihe beziehen sich auf alle Frauen mit Dammriss Grad III – IV. Die übrigen Prozentangaben sind Spaltenprozent und beziehen sich auf die Grundmenge der jeweiligen Parität.

Tabelle 32: Dammriss Grad III – IV mit Episiotomie nach Parität

	Vaginale Entbindungen mit Episiotomie: DR III-IV und Parität		
	Erstgebärende	Mehrgebärende	Gesamt
Kein DR III-IV	1.601	782	2.383
	67,2 %	32,8 %	100,0 %
	98,4 %	98,0 %	98,3 %
DR III-IV	26	16	42
	61,9 %	38,1 %	100,0 %
	1,6 %	2,0 %	1,7 %
Gesamt	1.627	798	2.425
	67,1 %	32,9 %	100,0 %

Dammriss Grad III – IV bei Frauen mit vaginaler Geburt mit Episiotomie, differenziert nach Parität. Gesamtgrundmenge: n= 37.880. Prozentzahlen in der zweiten Reihe beziehen sich auf alle Frauen ohne Dammriss Grad III – IV. Prozentzahlen in der fünften Reihe beziehen sich auf alle Frauen mit Dammriss Grad III – IV. Die übrigen Prozentangaben sind Spaltenprozent und beziehen sich auf die Grundmenge der jeweiligen Parität.

Tabelle 33: Dammschnittrate bei Erstgebärenden über die Jahre

	Vaginale Entbindungen bei Erstgebärenden: Episiotomie					
	2000	2001	2002	2003	2004	Gesamt
Keine Episiotomie	2.238	2.390	2.353	2.438	2.455	11.874
	87,6 %	88,6 %	88,2 %	87,8 %	87,6 %	87,9 %
Episiotomie	316	308	316	339	348	1.627
	12,4 %	11,4 %	11,8 %	12,2 %	12,4 %	12,1 %
Gesamt	2.554	2.698	2.669	2.777	2.803	13.501

Episiotomien bei Erstgebärenden mit vaginaler Geburt nach Jahrgängen. Gesamtgrundmenge: n= 13.501 (alle Erstgebärenden mit begonnenen Haus- und Geburtshausgeburten und vaginaler Geburt). Prozentzahlen beziehen sich auf die jeweilige Grundmenge des Jahrgangs.

Tabelle 34: Kaiserschnittrate bei Erstgebärenden über die Jahre

Sectio bei Erstgebärenden						
	2000	2001	2002	2003	2004	Gesamt
Sectio	240	239	286	278	315	1.358
	8,6 %	8,1 %	9,7 %	9,1 %	10,1 %	9,1 %
Keine Sectio	2.554	2.698	2.669	2.777	2.803	13.501
	91,4 %	91,9 %	90,3 %	90,9 %	89,9 %	90,9 %
Gesamt	2.794	2.937	2.955	3.055	3.118	14.859

Kaiserschnitt bei Erstgebärenden nach Jahrgängen. Gesamtgrundmenge: n= 14.881 (alle Erstgebärenden mit begonnenen Haus- und Geburtshausgeburten). Fehlerde Angaben: n= 22. Neue Gesamtgrundmenge: n= 14.859. Prozentzahlen beziehen sich auf die jeweilige Grundmenge des Jahrgangs abzüglich der nicht auswertbaren Fälle.

Tabelle 35: Kaiserschnittrate bei Mehrgebärenden über die Jahre

Sectio bei Mehrgebärenden						
	2000	2001	2002	2003	2004	Gesamt
Sectio	55	88	98	94	108	443
	1,1 %	1,6 %	1,8 %	1,7 %	1,9 %	1,6 %
Keine Sectio	5.039	5.418	5.420	5.338	5.589	26.804
	98,9 %	98,4 %	98,2 %	98,3 %	98,1 %	98,4 %
Gesamt	5.094	5.506	5.518	5.432	5.697	27.247

Kaiserschnitt bei Mehrgebärenden nach Jahrgängen. Gesamtgrundmenge: n= 27.291 (alle Mehrgebärenden mit begonnenen Haus- und Geburtshausgeburten). Fehlende Angaben: n= 44. Neue Gesamtgrundmenge: n= 27.274. Prozentzahlen beziehen sich auf die jeweilige Grundmenge des Jahrgangs abzüglich der nicht auswertbaren Fälle.

6. Das Wesentliche auf einem Blick

☺ = Studienergebnis ist besser als die Zielmarke
☺ = Studienergebnis gleicht Zielmarke
☹ = Studienergebnis ist schlechter als die Zielmarke

Vor der Geburt
Ziel 1: Die Rate der Schwangeren ohne Befunde in der Anamnese oder in der vorliegenden Schwangerschaft (Kataloge A und / oder B) liegt über 40%.
Ergebnis der Studie: 44,4% ☺

Ziel 2: Mindestens 90% aller Schwangeren haben ihren ersten Kontakt mit der Hebamme vor der 31. Schwangerschaftswoche.
Ergebnis der Studie: 88,4% ☹

Ziel 3: Mindestens 97% aller Schwangeren haben bis eine Woche vor der tatsächlichen Geburt zumindest drei persönliche Kontakte mit der Hebamme vor der Geburt wahrgenommen.
Ergebnis der Studie: 96,0% ☹

Zur Geburt
Ziel 4: Bei 99% aller Geburten begleitet die Hebamme nicht als einzige Anwesende die Gebärende.
Ergebnis der Studie: etwa 99% (Anteil fehlender Angaben erhöht) ☺

Ziel 5: Höchstens fünf Prozent der Gesamtmenge sind Gebärende ohne Geburtswehen, denen zu früh (12 Stunden oder länger vor Wehenbeginn) Fruchtwasser abgegangen ist
Ergebnis der Studie: etwa 5,0% (Anteil fehlender Angaben erhöht) ☺

Ziel 6: Gebärende mit starken Verzögerungen oder Geburtsstillstand in der Eröffnungsperiode (Eintrag C 82) werden großzügig (zu mindestens 70%) verlegt.
Ergebnis der Studie: 70,1% ☺

Ziel 7: Bei mindestens 80% aller Erstgebärenden und 95% aller Mehrgebärenden ist der Einsatz von Analgetika/Spasmolytika während der Geburt nicht erforderlich.
Ergebnis der Studie: 83,6% der Erstgebärenden und 95,6% der Mehrgebärenden ☺☺

Ziel 8: Bei dem Geburtsbefund pathologische Herztöne (C 77) ist die Wahrscheinlichkeit, dass das Neugeborene in die Kinderklinik verlegt wird, nach einer außerklinischen Geburt um mehr als die Hälfte niedriger als nach einer klinischen Geburtsbeendigung.
Ergebnis der Studie: Zielvorgabe erfüllt ☺

Ziel 9: Gebärende mit Übertragung werden mindestens doppelt so häufig sub partu verlegt wie die übrigen Gebärenden.
Ergebnis der Studie: Zielvorgabe erfüllt ☺

Ziel 10: Mindestens 90% der Erstgebärenden haben eine Spontangeburt.
Ergebnis der Studie: 90,3% der Erstgebärenden ☺

Gesundheit des Kindes
Ziel 11: Kinder mit einem 5 Minuten Apgar Wert unter 8 machen weniger als 1,5% aller Lebendgeborenen aus.
Ergebnis der Studie: 1,1% ☺

Ziel 12: Die Rate der post partal verlegten Kinder liegt zwischen 2% und 3% aller Geburten.
Ergebnis der Studie: 2,4% ☺

Ziel 13: Die Rate der perinatalen Mortalität liegt unter 2,5 bezogen auf 1.000 Geburten.
Ergebnis der Studie: 1,61 bezogen auf 1.000 Geburten ☺

Gesundheit der Mutter
Ziel 14: Mehr als 95% aller Frauen haben keine klinische Problematik nach der Geburt.
Ergebnis der Studie: 95,6% ☺

Ziel 15: Dammrisse, die zu bleibenden Schäden führen können (Dammriss Grad III oder IV), treten bei unter 1,0% der Erstgebärenden und bei unter 0,5% der Mehrgebärenden auf (bezogen auf die vaginalen Geburten).
Ergebnis der Studie: 1,6% der Erstgebärenden und 0,6% der Mehrgebärenden ☹☹

Ziel 16: Die Rate der Erstgebärenden nach einer vaginalen Geburt ohne Episiotomie und/oder ohne Dammriss Grad III – IV liegt über 85%.
Ergebnis der Studie: 86,6% ☺

Ziel 17: Die Differenz zwischen den Dammschnittraten dieser und der nächsten Fünf-Jahresstudie entspricht der Differenz zwischen den Sectioraten der beiden Fünf-Jahresstudien.
Ausgangswerte 2000 – 2004:
Dammschnittrate bezogen auf alle vaginalen Geburten für Erstgebärende: 12,1%, für Mehrgebärende: 3,0%
Sectiorate bezogen auf alle Geburten für Erstgebärende: 9,1%, für Mehrgebärende: 1,6%.
Das Ergebnis zur Zielvorgabe liegt noch in der Zukunft.

7. Zusammenfassung

Seit 1999 besteht die bundesweite Erhebung und Auswertung außerklinischer Geburten in Deutschland. Die dort erfassten 54.886 Geburten wurden von Hebammen dokumentiert, die in verschiedenen außerklinischen Institutionen arbeiten (vom Entbindungsheim über Hebammenpraxis bis hin zur Institution „Hausgeburtshebamme"). Etwa 12 Prozent dieser Geburten wurden in einer klinischen Umgebung beendet. Leider gibt es in Deutschland keine Möglichkeit, den genauen Erfassungsgrad der Erhebung festzustellen. Weder für alle geplanten außerklinischen Geburten noch für alle tatsächlich außerklinisch begonnenen Geburten, die von Hebammen begleitet werden, sind Zahlen für Deutschland verfügbar. Nur über die wenig verlässlichen Angaben zur Anzahl klinischer Geburten in der Krankenhausstatistik (Geburtenzahlen von Kliniken, die im Erfassungsjahr schließen oder eröffnen, werden nicht erfasst) lässt sich ein Erfassungsgrad von schätzungsweise 80 Prozent angeben.

Der erste bundesweite Erhebungsjahrgang von 1999 mit 8.556 außerklinischen Geburten enthält noch die Ungenauigkeiten in der Abfrage und in den Angaben, die bei einem solchen Start kaum zu vermeiden sind, daher wurden die fünf Jahrgänge 2000 bis 2004 für die vorliegende Studie ausgewählt (Gesamtmenge: 47.453 Geburten). Um auch innerhalb der Studiengruppe Vergleiche anstellen zu können, wurden nur die beiden größten Gruppen der Erhebung berücksichtigt und die kleine Gruppe der Entbindungsheime und Hebammenpraxen nicht mit analysiert. Somit besteht die Studiengruppe aus zwei etwa gleich großen Kollektiven: begonnene Geburten im Geburtshaus und begonnene Hausgeburten (Gesamtmenge: 42.154 Geburten). Die Gruppen werden nicht nach dem Ort, an dem die Geburt endet (klinisch oder außerklinisch), sondern an dem sie beginnt, festgelegt und analysiert.

Die vorliegende Studie versteht sich nicht als Gesamtdarstellung der außerklinischen Geburtshilfe in Deutschland. Hierfür werden die jährlichen Qualitätsberichte publiziert. Vielmehr geht es darum, Ziele zur Diskussion zu stellen, die aus der Erfahrung freiberuflicher Hebammen (vertreten durch QUAG e. V. und dessen Fachbeirat) sowie auf der Grundlage aller in der Erhebung abfragbaren Kriterien für die außerklinische Geburtshilfe aufgestellt werden können. Die außerklinische Geburtshilfe ist auf die Verfügbarkeit klinischer Unterstützung angewiesen. Daher sind auch einige Ziele (wie zur allgemeinen Episiotomie- oder Sectiorate in der außerklinischen Geburtshilfe) von der Praxis der Kliniken abhängig. Damit soll betont werden, dass es nicht um eine Konkurrenz zwischen zwei Anbietern von Geburtshilfe geht, sondern um einen möglichen gemeinsamen Anspruch, allen Schwangeren in Deutschland eine optimale, individuell zugeschnittene Unterstützung rund um die Geburt bieten zu können.

Die Ziele beschäftigen sich mit dem Gesundheitszustand der Schwangeren, der Kontaktaufnahme zur Hebamme vor der Geburt, mit Besonderheiten bei der Geburt und mit dem Geburtsmodus generell sowie mit der Gesundheit von Mutter und Kind nach der Geburt. Da die bisher erschienene Literatur kaum Anhaltswerte bietet, welche Zielmarken für die außerklinische Geburtshilfe sinnvoll sind, werden in dieser Studie die genauen Zielwerte in der Regel auf der Grundlage der gewonnenen Ergebnisse abgeleitet, die erst in späteren Analysen der nächsten Jahrgänge als echte Zielmarken dienen können. Zudem stößt die Studie *„Außerklinische Geburt in Deutschland. German Out-Of-Hospital Birth Study 2000-2004"* an, weitere Forschungsfragen zur „normalen" Geburt allgemein und zur außerklinischen Geburtshilfe speziell zu konzipieren.

Zunächst wird die Gesamtmenge in Bezug auf ihre Befunde in der Anamnese und in der Schwangerschaft beschrieben und ein Anhaltswert zur „Risikobelastung" der Klientel aufgestellt. Im Bewusstsein, dass die dafür zur Verfügung stehenden Kataloge neu bearbeitet werden müssen, wurden dennoch die Katalogeinträge als einzige in Deutschland zur Verfügung stehende verwendet, um die Ergebnisse denen der bundesweiten klinischen Perinatalerhebung gegenüberzustellen. Wird die Parität berücksichtigt, liegen alle ausgewählten Parameter aus Katalog A und B unter denen der klinischen Bundesauswertung, die wiederum das Gesamtbefundspektrum der Schwangeren in Deutschland abbildet, da etwa 98% aller Schwangeren in der Klinik gebären.

Die Rate der Schwangeren ohne Befunde in der Anamnese oder in der vorliegenden Schwangerschaft (Kataloge A und / oder B) liegt in der vorliegenden Studie derzeit bei 44,4% mit einer leicht fallenden Tendenz. Daher wurde der Vorschlag für Ziel 1 formuliert, dass diese Rate stets über 40% liegen sollte. Eine genauere Analyse der leicht fallenden Tendenz ist erforderlich: Dabei ist die Parität, die Häufigkeit bei speziellen Einträgen wie Alter über 35 Jahre oder Zustand nach Sectio besonders zu berücksichtigen. Zuvor sollte jedoch berufspolitisch geklärt werden, ob diese Kataloge wirklich für derartige Analysen gedacht sind, da Doppelnennungen und Oder-Verknüpfungen in einzelnen Parametern die Aussagekraft einer solchen Analyse erheblich mindern.

Die nächsten zwei Ziele beschäftigen sich mit der Kontaktaufnahme zur Hebamme. Das frühe persönliche Gespräch in ausreichender Häufigkeit stand dabei im Mittelpunkt der Abfragen. Daher wurden folgende Ziele vorgeschlagen: Ziel 2: Mindestens 90% aller Schwangeren haben ihren ersten Kontakt mit der Hebamme vor der 31. Schwangerschaftswoche. Das Ergebnis der Studie ergibt eine Rate von 88,4%, wobei hier die Hausgeburtsgruppe früher Kontakt sucht als die Klientel des Geburtshauses. Ziel 3: Mindestens 97% aller Schwangeren haben bis eine Woche vor der tatsächlichen Geburt zumindest drei persönliche Kontakte mit der Hebamme vor der Geburt wahrgenommen. Das Ergebnis der Studie liegt bei 96,0%. Die Hausgeburtsgruppe lag etwas unter diesem Wert – hier könnten die 914 Geburten, die ungeplant als Hausgeburten beendet wurden, zu einem niedrigeren Wert als im Geburtshauskollektiv beigetragen haben, denn dort wurden nur 122 ungeplant beendet. Zur Geburt werden zehn Ziele vorgeschlagen, die sich vor allem mit Begleitung für die Gebärende, mit Maßnahmen bei Geburtsverzögerungen und Verlegungsraten beschäftigen.

Es wird von QUAG e.V. als Vorteil für die Gebärende (und für die Hebamme) angesehen, wenn mehr Personen als allein die Hebamme und die Gebärende in der Geburtssituation anwesend sind. Bei 99% aller Geburten begleitet die Hebamme nicht als einzige Anwesende die Gebärende, daher wurde die Zielmarke „99%" vorgeschlagen.

Eine eröffnete Fruchtblase ohne Wehen birgt das Risiko einer aufsteigenden Infektion. Außerklinisch tätige Hebamme müssen mit diesen Situationen umgehen, daher wurde Ziel 5 folgendermaßen formuliert: Höchstens fünf Prozent der Gesamtmenge sind Gebärende ohne Geburtswehen, denen zu früh (12 Stunden oder länger vor Wehenbeginn) schon Fruchtwasser abgegangen ist. Die Zielmarke leitet sich aus dem Ergebnis der Studie von etwa 5% ab (der Anteil fehlender Angaben ist erhöht). Hier zeigen sich die ersten Überlappungen zwischen klinischer und außerklinischer Geburtshilfe: Die Klinik kann nicht in die Geburt eingreifen, bevor nicht die Hebamme die Verlegung veranlasst; die außerklinisch tätige Hebamme hat in der Regel keinen Einfluss mehr auf das Geburtsmanagement in der Klinik nach einer Verlegung. Daher ist eine gemeinsame Absprache zum geburtshilflichen Vorgehen begrüßenswert.

Ein Ziel beschäftigt sich mit der Gabe von Schmerzmitteln, wobei „so wenig wie möglich" sowohl von Schwangeren als auch von Hebammen angestrebt wird. Da sich hier Erstgebärende von Mehrgebärenden (damit sind alle Schwangeren gemeint, die bereits mindestens ein Kind geboren haben) stark unterscheiden, wurde das Ziel für beide Paritäten unterschiedlich gesetzt: Bei mindestens 80% aller Erstgebärenden und 95% aller Mehrgebärenden ist der Einsatz von Analgetika/Spasmolytika während der Geburt nicht erforderlich. Die Studie ergab: 83,6% der Erstgebärenden und 95,6% der Mehrgebärenden erhalten weder Analgetika noch Spasmolytika.

In drei weiteren Zielen wird auf die Verlegungspraxis während und nach der Geburt eingegangen, die wiederum ein Indikator für adäquate außerklinische Geburtshilfe sein kann: Gebärende mit Übertragung werden mindestens doppelt so häufig sub partu verlegt wie die übrigen Gebärenden, wie das Ergebnis der Studie zeigt. Da sich die Verlegungsrate nach der gesamten Verlegungsrate richtet, wurde kein fester Wert vorgeschlagen. Es gilt zu prüfen, ob eine Zielvorgabe allein in Abhängigkeit vom Befund sinnvoller ist. Bei folgendem Befund wurde ein solcher Versuch unternommen: Gebärende mit starken Verzögerungen oder Geburtsstillstand in der Eröffnungsperiode (Eintrag C 82) werden großzügig (zu mindestens 70%) verlegt. Hier wurde die Zielmarke knapp unter dem Ergebnis der Studie (70,1%) festgelegt. Eine Zielvorgabe in Abhängigkeit von der Verlegungspraxis der Klinik stellt Ziel 8 dar: Bei dem Geburtsbefund pathologische Herztöne (C 77) ist die Wahrscheinlichkeit, dass das Neugeborene in die Kinderklinik verlegt wird, nach einer außerklinischen Geburt um mehr als die Hälfte niedriger als nach einer klinischen Geburtsbeendigung. Auch hier richtete sich die Zielvorgabe nach dem Ergebnis der Studie. Ebenfalls ein Ziel, welches nach einer Verlegung die Praxis der Klinik abbildet, ist der Vorschlag für Ziel 10: Mindestens 90% der Erstgebärenden haben eine Spontangeburt. Das Ergebnis der Studie ergab eine Spontangeburtsrate von 90,3% für Erstgebärende. Hier – wie in den Zielen zur mütterlichen Gesundheit – wurden die Unterschiede nach Parität besonders betont und nach dem Ergebnis der sowohl im Klinikkollektiv als auch im außerklinischen Kollektiv „vulnerableren" Gruppe der Erstgebärenden ausgerichtet.

Zur Gesundheit des Kindes sind immens viele Abfragen möglich, doch keine – außer dem Apgar Wert, der Verlegungs- und Mortalitätsrate – bietet genügend Aussagekraft. Und auch die erwähnten drei Kriterien sind bis auf die Mortalitätsrate als Surrogat-Endpunkte zu werten. Gerade aber die Rate der perinatalen Mortalität ist in den letzten Jahrzehnten auf so geringe Zahlenwerte gesunken, dass sie wiederum Gruppengrößen für einen aussagekräftigen Vergleich erfordert, die die außerklinische Geburtshilfe in Deutschland innerhalb von etwa 10 Jahren aufbringt. In dieser Zeitspanne verändert wiederum der technische Fortschritt die Überlebenschancen von Neugeborenen, so dass Vergleiche nur schwer möglich werden. Mit dem Bewusstsein, dass es sich bei den folgenden drei Abfragen zum Zustand des Kindes nach der Geburt um bedingt aussagekräftige Kriterien handelt, die jedoch international angewendet werden, wurden diese Ziele aufgestellt:
Ziel 11: Kinder mit einem 5 Minuten Apgar Wert unter 8 machen weniger als 1,5% aller Lebendgeborenen aus. Die Studie ergab einen Wert von 1,1%. Wird dieses Ziel beibehalten, sollte es nach Parität differenziert dargestellt werden, da die Kinder von Mehrgebärenden im Gegensatz zu denen Erstgebärender bessere Apgar Werte aufweisen. Damit ist nicht ausgesagt, Kindern Erstgebärender in der außerklinischen Geburtshilfe geht es schlechter als in der Klinik, denn dazu muss zunächst die Frage beantwortet werden, wie es diesen Kindern im Vergleich zu Kindern Mehrgebärender in der Klinik geht. Ein Abgleich mit klinischen „low-risk" Kollektiven, die Unterschiede im Apgar Wert nach Parität darstellen, ist dringend erforderlich, um Fehlinterpretationen der vorgelegten Daten vorzubeugen.
Nach einer außerklinischen Geburt sollte die Verlegung des Kindes selten notwendig werden, gleichzeitig darf bei einer entsprechenden Problematik die Verlegung nicht aufgeschoben werden. Eine internationale oder von der WHO vorgeschlagene Zielmarke für die Verlegung von Kindern nach einer außerklinischen Geburt gibt es nicht. Daher wurde das Ergebnis der Studie von 2,4% kindlicher Verlegungen als eine Maßgabe für die Zukunft vorgeschlagen: Die Rate der post partal verlegten Kinder liegt zwischen 2% und 3% aller Geburten. Wie für bestimmte Geburtskomplikationen bereits geschehen sollte auch für eine Auswahl von kindlichen Morbiditäten wie Atembeschwerden genaue Verlegungsraten in Zielbeschreibungen gefasst werden.
Die Rate der perinatalen Mortalität beträgt in der Studie 1,61 bezogen auf 1.000 Geburten. Als Ziel wurde herausgearbeitet, dass die Rate der perinatalen Mortalität unter 2,5 bezogen auf 1.000 Geburten liegt. Ein Vergleich von Mortalitätsraten

außerklinischer Kollektive anderer Länder wäre zwar wünschenswert, ist aber nicht nur auf Grund der oben erwähnten Anforderungen an die Gruppengrößen problematisch. Es wird nur in einer von vorne herein gemeinsam angelegten Studie möglich sein, ähnliche Erfassungskriterien herzustellen.

Ziele zur Gesundheit der Mutter beziehen sich zum einen auf Komplikationen, die direkt nach der Geburt des Kindes eintreten können wie die Plazentaretention, und zum anderen auf die Rate von schweren Dammrissen und der Episiotomie.
Das Ziel 14, mehr als 95% aller Frauen haben keine klinische Problematik nach der Geburt, wurde vom Ergebnis der Studie (95,6%) abgeleitet. Hier wurden Komplikationen wie unvollständige Plazenta, Blutungen und Geburtsverletzungen abgefragt. Die letzten drei Ziele beschäftigen sich mit den Geburtsverletzungen im Besonderen. Zunächst wird die Dammrissrate für Grad III – IV in Abhängigkeit von der Parität abgefragt: Dammrisse, die zu bleibenden Schäden führen können (Dammriss Grad III – IV), bei Erstgebärenden unter 1,0% und bei Mehrgebärenden unter 0,5% bezogen auf die vaginalen Geburten (Ergebnis der Studie: 1,6% der Erstgebärenden und 0,6% der Mehrgebärenden). Hier wird auch der Dammriss Grad III – IV in Abhängigkeit von der Episotomie betrachtet. Als übergeordnetes Ziel kann Ziel 16 verstanden werden: Die Rate der Erstgebärenden nach einer vaginalen Geburt ohne Episiotomie und/oder ohne Dammriss Grad III – IV liegt über 85%. Das Ergebnis der Studie liegt bei 86,6%. Eine leicht fallende Tendenz ist für die Dammschnittrate zu erkennen. Werden in einem Kollektiv vermehrt Kaiserschnitte durchgeführt, sollte dieser Eingriff besonders Frauen betreffen, die auf Grund bestehender Komplikationen bei einer vaginalen Geburt einen Dammschnitt erhalten hätten. Daher sollte eine niedrige Dammschnittrate nicht als besonders positiv bezeichnet werden, wenn gleichzeitig die Sectiorate steigt. Diesem Zusammenhang widmet sich das letzte Ziel mit der Nummer 17: Die Differenz zwischen den Dammschnittraten dieser und der nächsten Fünf-Jahresstudie entspricht der Differenz zwischen den Sectioraten der beiden Fünf-Jahresstudien. Hier können noch keine Aussagen zur Zielerfüllung gemacht werden, da zunächst die Ergebnisse der nächsten Jahre abgewartet werden müssen. Die Ausgangswerte 2000 – 2004 sind folgende: Für alle vaginalen Geburten gilt: 12,1% der Erstgebärenden haben einen Dammschnitt gegenüber 3,0% der Mehrgebärenden. Die Sectiorate bezogen auf alle Geburten liegt bei 9,1% für Erstgebärende und für Mehrgebärende bei 1,6%. Eine weitere Erhöhung der Sectiorate bei gleichbleibender oder erhöhter Dammschnittrate spricht dafür, dass die Indikation zum Kaiserschnitt genauer untersucht werden sollte.

8. Diskussion

Folgende Ergebnisse der Studie sind genauer zu betrachten und gesundheitspolitisch zu diskutieren:

Schwangerschaft als krankhafter Zustand?
Nach den herkömmlichen „Risikokatalogen" des Mutterpasses können nur 40%, d.h. nicht einmal die Hälfte aller Schwangeren dieses durch die Wahl des außerklinischen Geburtsortes ausgesuchten Kollektives als „befundfrei" eingestuft werden. Einen erheblichen Anteil hat daran der Eintrag zum Alter über 35 Jahre. Die Befundkataloge im Mutterpass sollten dringend in den geburtshilflichen Fachkreisen überdacht werden. Das Gesundheitspotential der Schwangeren wird nicht betont, möglicherweise unbedeutende Angaben (wie zum Ater über 35 Jahre) werden nicht relativiert und Befunde, die eventuell größere Bedeutung besitzen, wie die Jodversorgung in der Schwangerschaft, bleiben unberücksichtigt.

Der Weg zur Hebamme
Die Kontaktaufnahme zur Hebamme in der Schwangerschaft gestaltet sich als zufriedenstellend, da immer mehr Frauen früher Kontakt zur Hebamme suchen, doch könnte den Frauen noch stärker der Weg zur Hebamme geebnet werden. Hier sind besonders die Informationswege des Bundesgesundheitsministeriums und der Krankenkassen gefragt.

Unterstützung bei der Geburt
Abfragen zur Geburt zeigen durchweg positive Bilanzen: Bei fast allen Geburten ist außer der Hebamme noch eine weitere Person anwesend. Über 90% aller Erstgebärenden gebären spontan. Erstgebärende benötigen zu über 80% keine Schmerzmittel während der Geburt. Die Entscheidung zur Verlegung bei Komplikationen im Geburtsverlauf zeigt keine Auffälligkeiten. Die Abschätzung, in wie weit diese Zahlen eine gute geburtshilfliche Qualität nachweisen, muss zunächst noch offen bleiben, da bisher keine Vergleichsgruppe, die ähnliche Charakteristika aufweist, aber eine andere Art der Geburtshilfe erfährt, wirklich darstellbar ist. Nur mit Fortführung der Erhebung kann wieder ein Kollektiv entstehen, welches Vergleiche zulässt. Aus den Ergebnissen lässt sich durchaus ersehen, dass die außerklinische Geburtshilfe im Vergleich zur klinischen andere Stärken und Schwächen aufweist. Fragen zur Schmerzmittelnutzung oder zur Verlegung unterscheiden sich erheblich vom klinischen Kontext. Die Wahl des Geburtsortes unterliegt keiner Beliebigkeit. Frauen, die etwa eine Hausgeburt planen, entscheiden sich bewusst gegen bspw. eine Periduralanästhesie und einen primären Kaiserschnitt auf Wunsch. Diese Einstellung unterscheidet sie von vielen Frauen, die die Klinikgeburt wählen. Derartige Einstellungs-

angaben liegen nicht vor, daher wird ein Vergleich der Gebärenden nach gewähltem Geburtsort immer Schwierigkeiten bereiten.

Das Kind ist da

Der Gesundheitszustand von Mutter und Kind hat sich in den letzten Jahrzehnten von Jahr zu Jahr verbessert. Die Frage ist, wo der Grenzwert für solch große Gruppen liegt, über den hinaus ein Ergebnis nicht mehr verbesserbar ist. Auch in einer „low-risk" Klientel wird es nie zu einer hundertprozentigen Befundfreiheit kommen. Die Rate der Kinder, denen der 5 Minuten Apgar Wert Lebensfrische bescheinigt, liegt bei 99%. Wäre eine Forderung nach 100 Prozent überhaupt realistisch? Nach einer Geburt am außerklinischen Geburtsort beträgt die Wahrscheinlichkeit, dass das Kind verlegt werden muss, 2%. Auch hier stellt sich die Frage, welche Rate zu hoch und welcher Grenzwert zu niedrig ist. Würde jedes zweite Kind nach der Geburt verlegt, würde sich natürlich die Frage stellen, ob eine außerklinische Geburt dann überhaupt sinnvoll ist. Würde kein Kind verlegt werden, wäre die Versorgungsqualität anzuzweifeln. Die perinatale Mortalität in der Gesamtgruppe beläuft sich auf 1,61 pro 1.000 Geburten. Hier ist auch eine nicht genau zu beziffernde Anzahl an Todesfällen enthalten, in denen die Geburt eines nicht überlebensfähigen Kindes bewusst zu Hause geplant und durchgeführt wurde. Mit dem neuen Fragebogen zu kindlichen Todesfällen können diese Fälle in Zukunft beziffert werden.

Für 95% der Mütter entstehen keine Komplikationen nach der Geburt. Die Dammrissrate Grad III – IV liegt unter 2%. Mehr als 86% aller Erstgebärenden erleben weder Dammschnitt noch einen schweren Dammriss. Etwa 9% aller Erstgebärenden, die eine außerklinische Geburt beginnen, müssen mit einem Kaiserschnitt rechnen. Die steigende Sectiorate ist genauer zu beobachten. In den kommenden Jahren wird sich zeigen, inwieweit etwa der Zustand nach Sectio zum Problem in der Geburtshilfe wird.

Anforderungen an die Zukunft

Mit diesen Ergebnissen wird die Grundlage für eine umfassende Information zur außerklinischen Geburtshilfe gelegt, basierend auf dem hohen Aussagewert einer ausreichend großen Gesamtmenge von über 40.000 Geburten. Erstmals werden Maßstäbe außerklinischer Geburtshilfe in Deutschland zur Diskussion gestellt. Den Hebammen steht damit ein Instrument zur Verfügung, welches im vorliegenden Band klare Aussagen zu bestimmten Aspekten der außerklinischen Geburtshilfe macht, Forschungsbedarf aufdeckt und für vertiefende Fragen geeignet ist.

Soll die Aussagekraft bestimmter Analysen verbessert werden, die die Beziehung zwischen Befund und Outcome betreffen, könnten folgende Maßnahmen helfen: Erhobene Befunde können in ihrem Schweregrad (evtl. von 1 bis 3) differenziert werden. Sie können im Verlegungsfall auch die Dringlichkeit verdeutlichen, wie bspw. Rooks et al (1989) vorschlagen. Möglicherweise ist ein Gewichtungsverfahren auch in der Dokumentation der Geburtshilfe in Deutschland sinnvoll. Gleichzeitig sollte aus den zur Verfügung stehenden Angaben hervorgehen, ob das dokumentierte Problem als vorübergehend oder chronisch zu bezeichnen ist und welche Bedeutung es für die bevorstehende Geburt bzw. den gesundheitlichen Zustand von Mutter und Kind hat. Für bestimmte Befunde wie vorzeitige Wehen muss diese Einordnung nach der Geburt erfolgen. So stellt sich die Frage: Hat ein Eintrag in Katalog B zu vorzeitigen Wehen (B 41) für eine Geburt am Termin weniger oder keine Bedeutung mehr? Ein ausreichend großes Vergleichskollektiv ohne jeden Befund in der Schwangerschaft steht aus der vorliegenden Studie „Außerklinische Geburt in Deutschland. German Out-Of-Hospital Birth Study 2000-2004" für eine solche Abfrage bereit.

Falls verstärkt Fragen beantwortet werden sollen, die bisher an zu kleinen Zahlen scheiterten, so stellt die große Gesamtmenge von „low-risk" Schwangeren eine geeignete Studiengruppe dar. So könnte das Thema Alter über 35 Jahre in den Fokus rücken und die Frage erlauben, welchem „Risiko" sind Mutter und Kind in der außerklinischen Geburtshilfe ausgesetzt, die außer der Tatsache, dass die Mutter ein gewisses Alter erreicht hat, keine weiteren Auffälligkeiten zeigen? Diese Frage lässt sich möglicherweise klären, ohne das ein Vergleichskollektiv aus der Klink benötigt wird. Bei anderen Fragestellungen ist die parallele Analyse einer klinischen Gruppe unabdingbar: Die Frage bspw., wie belastend eine Hausgeburt für Erstgebärende ist, lässt sich nicht beantworten, wenn sie allein mit Mehrgebärenden verglichen werden. Erst wenn sich die gleichen Unterschiede nach Parität auch im klinischen Kollektiv zeigen, lässt sich folgern, dass Erstgebärende grundsätzlich eine höhere Komplikationsrate als Mehrgebärende haben. Doch spricht dies nicht gegen den Geburtsort, denn dazu müsste erst die Frage geklärt werden, welchen Problemen kann an welchem Geburtsort optimal begegnet werden?
Die Studie bereitet daher den Boden für eine gemeinsame klinische wie außerklinische Auswertung, die Schwangeren eine sinnvolle Grundlage für ihre Entscheidungen je nach ihren persönlichen Voraussetzungen bietet.

Die Grenzen dieser Studie betreffen die Datengrundlage und die Ausweitung der Abfragen:
Der Studie liegt die Erhebung mit einem Dokumentationsbogen zu Grunde, der nicht immer eindeutige Ergebnisse liefert. Diese Ungenauigkeiten sind zum einen dem Mutterpass anzulasten, dessen Kategorien übernommen wurden, um eine bundesdeutsche Einheitlichkeit beizubehalten. So mussten Doppelabfragen wie „Totes / geschädigtes Kind in der Anamnese" mit in den Dokumentationsbogen einfließen. Zum anderen wurden im Bogen selbst neue Doppelabfragen kreiert wie „Gabe von Analgetika / Spasmolytika", die ebenfalls keine Differenzierung erlauben. Es kann ebenfalls im Nachhinein nicht mehr festgestellt werden, ob die Gabe dieser Mittel im Falle einer Verlegung noch am außerklinischen oder schon am klinischen Geburtsort erfolgte. Des Weiteren können nicht die Fälle bestimmt werden, in denen

eine Schwangere bereits die Diagnose erhalten hat, dass ihr Kind nicht lebensfähig ist, und deswegen eine Geburt zu Hause plant.

Die Studie selbst trägt den Charakter einer ersten Grundlage. Bewusst wurde darauf verzichtet, voreilig Beziehung zwischen den Befunden in der Schwangerschaft, während der Geburt und dem Outcome von Mutter und Kind herzustellen. Bei einer solch großen Datenmenge wie der vorliegenden können signifikante Ergebnisse geliefert werden, die möglicherweise klinisch vollkommen unerheblich sind. Hier ist zunächst eine intensive Diskussion in den Fachkreisen der Hebammen und aller in der Geburtshilfe Tätigen notwendig, um die auf ihrer Erfahrung beruhenden und damit in der Praxis bedeutsamen Fragestellungen zu entwickeln. Auf mögliche kausale Zusammenhänge kann eine retrospektive Kohortenanalyse nur unter sehr viel Vorbehalt hinweisen, daher sind mögliche und nicht mögliche Zusammenhänge im Vorfeld abzuklären.

Anhang

Entstehungsgeschichte des Verfahrens zur Auswertung der außerklinischen Geburten

Ab Anfang der 90er Jahre gab es Bemühungen von Hebammen, Ärztinnen und Ärzten sowie Vertreterinnen des Netzwerks für Geburtshäuser in Europa, ein bundesweit einheitliches Dokumentationsverfahren für außerklinische Geburten zu entwickeln, um erhobene Daten unter gemeinsamen Gesichtspunkten auswerten zu können. Die Hebammenverbände BDH (Bund Deutscher Hebammen e.V.) und BfHD (Bund freiberuflicher Hebammen Deutschlands e.V.) haben diese Arbeit von Beginn an unterstützt und von 1996 bis 1998 mit zwei Vorlaufstudien die Voraussetzungen für die Dauererhebung von Daten außerklinischer Geburten geschaffen.

Organisation des Verfahrens
„Qualitätssicherung in der außerklinischen Geburtshilfe"
Gesellschaft für Qualität in der außerklinischen Geburtshilfe (QUAG e.V.)

Die QUAG e.V. (siehe auch Verfahrensaufbau weiter unten) regt in den Hebammenverbänden zur Teilnahme an der Dokumentation an und ist Sammelstelle für alle Anfragen. Sie leistet Verwaltungsarbeit, ist Koordinationsstelle für die weiteren Erhebungen, leistet Öffentlichkeitsarbeit, nimmt aktiv an der Diskussion um außerklinische Geburten teil und verwendet die Ergebnisse als Argumentationshilfe.

QUAG e.V. verfolgt dabei das Ziel, die Diskussion um die außerklinische Geburtshilfe zu versachlichen und ein bisher von einer kleinen Gruppe von Frauen nachgefragtes Angebot (das der außerklinischen Geburtshilfe) sichtbarer in der Gesellschaft zu etablieren. Weiter sollen die Ergebnisse der Erhebung einen Beitrag zu einer angemessenen Aufklärung und Information der Öffentlichkeit leisten und in einer sachlichen Art und Weise, die Vor- und die Nachteile unterschiedlicher Geburtsorte beleuchten.

Darüber hinaus soll die hebammenspezifische Qualität der geleisteten Geburtshilfe herausgearbeitet werden, die mit dem Ansatz „low tech and high touch" (Schücking) charakterisiert werden kann. Auf der Basis gesicherter Daten soll ein interdisziplinärer Dialog über eine effektive medizinische Versorgung angeregt werden. Dabei sind sowohl die psychosozialen als auch die medizinischen Attribute der Versorgung von großem Interesse für die allgemeine Weiterentwicklung einer frauenfreundlichen Geburtshilfe.

Ablauforganisation

Die Organisation und der Ablauf der bundesweit einheitlichen Erhebung ist auf der folgenden Seite (siehe auch Abbildung „Ablauforganisation") dargestellt.

Die QUAG e.V. stimmt gemeinsam mit den einzelnen beauftragten Hebammen in den Ländern (Landeskoordinatorinnen / LK) die anstehenden Fragen zum Ablauf der Auswertung ab und bezieht sie eng in Entscheidungen ein, die auf Bundesebene und für die Öffentlichkeitsarbeit getroffen werden müssen. Die Landeskoordinatorinnen sind die vermittelnde Instanz zwischen dem Auswertungsinstitut, den an der Erhebung teilnehmenden Hebammen und Geburtshäusern und der QUAG e.V. Sie senden auf Anfrage Dokumentationsbelege an die Hebammen, verteilen Institutionsnummern, sammeln ausgefüllte Belege, senden sie zur Auswertung weiter, geben fehlerhafte Belege zur Korrektur an die Hebamme zurück und betreuen die Hebammen und Geburtshäuser bei Anfragen zum Verfahren.

Das von QUAG e.V. beauftragte Auswertungsinstitut (für die Jahre 1996 bis 2005: Zentrum für Qualität und Management im Gesundheitswesen (ZQ) in Hannover) leistete neben der Verarbeitung der zunächst regionalen und ab 1999 bundesweiten Daten auch die methodische-wissenschaftliche Betreuung. Die Datenhoheit liegt bei den Hebammenverbänden.

Um ständig auf den Ablauf des Verfahrens reagieren zu können, hat sich eine Arbeitsgruppe gebildet, die das Qualitätsmanagementverfahren begleitet und ggf. modifiziert. Von dieser AG wird u. a. der Dokumentationsbeleg, ein Glossar, ein Auswertungskonzept und Plausibilitätsrichtlinien erstellt und regelmäßig überarbeitet.

Jede teilnehmende Hebamme und jedes teilnehmende Geburtshaus erhält die Gesamtergebnisse der Auswertung. Zeitgleich mit dieser Arbeit wird den Hebammen und den Geburtshäusern sowie den Landeshebammenverbänden eine Auswertung ihres Bundeslandes zur Verfügung gestellt.
Damit verbunden haben die Hebammenverbände in den Bundesländern regionale Treffen angeregt (Qualitätszirkel), die regelmäßig stattfinden sollen. So sieht sich QUAG e.V. als die Informationsplattform der Zukunft zum Thema außerklinische Geburten. Die Hebammen geben Daten hinein, erhalten aber auch Daten zur Argumentation und zur Reflexion der eigenen Arbeit.

Ablauforganisation

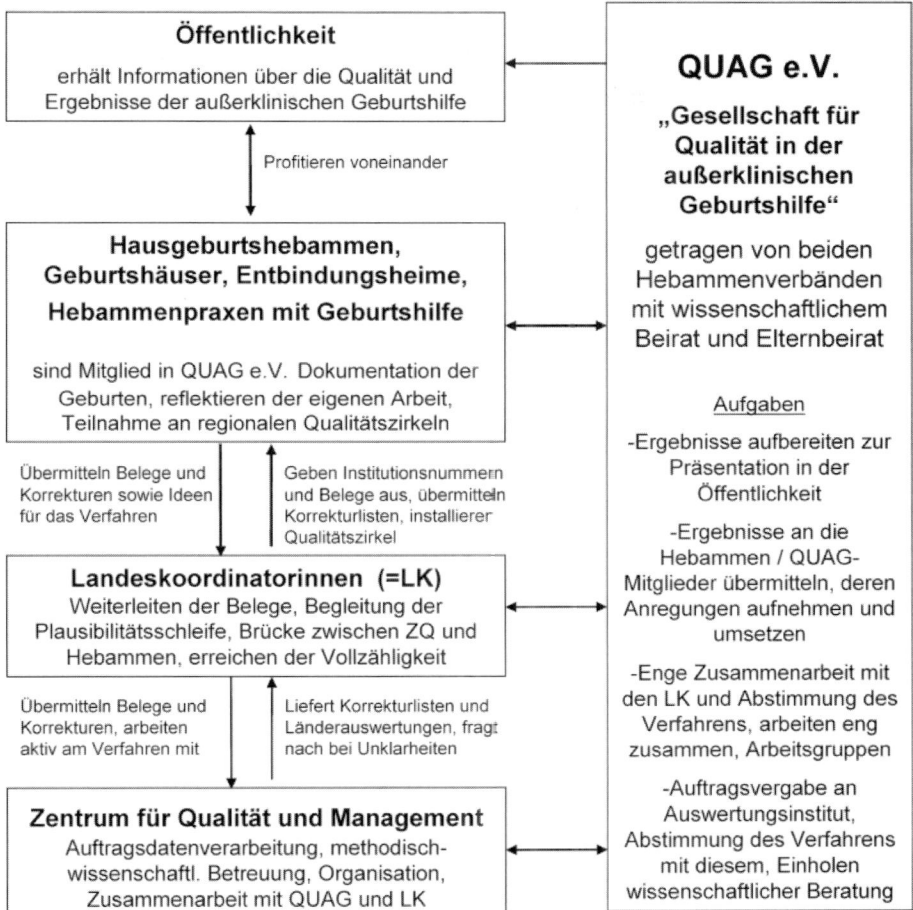

Öffentlichkeit
erhält Informationen über die Qualität und Ergebnisse der außerklinischen Geburtshilfe

Profitieren voneinander

Hausgeburtshebammen, Geburtshäuser, Entbindungsheime, Hebammenpraxen mit Geburtshilfe
sind Mitglied in QUAG e.V. Dokumentation der Geburten, reflektieren der eigenen Arbeit, Teilnahme an regionalen Qualitätszirkeln

Übermitteln Belege und Korrekturen sowie Ideen für das Verfahren

Geben Institutionsnummern und Belege aus, übermitteln Korrekturlisten, installierer Qualitätszirkel

Landeskoordinatorinnen (=LK)
Weiterleiten der Belege, Begleitung der Plausibilitätsschleife, Brücke zwischen ZQ und Hebammen, erreichen der Vollzähligkeit

Übermitteln Belege und Korrekturen, arbeiten aktiv am Verfahren mit

Liefert Korrekturlisten und Länderauswertungen, fragt nach bei Unklarheiten

Zentrum für Qualität und Management
Auftragsdatenverarbeitung, methodisch-wissenschaftl. Betreuung, Organisation, Zusammenarbeit mit QUAG und LK

QUAG e.V.
„Gesellschaft für Qualität in der außerklinischen Geburtshilfe"
getragen von beiden Hebammenverbänden mit wissenschaftlichem Beirat und Elternbeirat

Aufgaben
-Ergebnisse aufbereiten zur Präsentation in der Öffentlichkeit

-Ergebnisse an die Hebammen / QUAG-Mitglieder übermitteln, deren Anregungen aufnehmen und umsetzen

-Enge Zusammenarbeit mit den LK und Abstimmung des Verfahrens, arbeiten eng zusammen, Arbeitsgruppen

-Auftragsvergabe an Auswertungsinstitut, Abstimmung des Verfahrens mit diesem, Einholen wissenschaftlicher Beratung

Veröffentlichung und Öffentlichkeitsarbeit sowie Nutzen für die Öffentlichkeit

Die Veröffentlichung und Verbreitung der Ergebnisse erfolgt auf folgenden Wegen:
- Erstellung eines Datenbandes über die außerklinischen Geburten innerhalb eines Jahres im jeweils folgenden Kalenderjahr.
- Bereitstellung der Ergebnisse im Internet
- Verteilung des Datenbandes an Ministerien, Krankenkassen, Familien, Hebammen, Geburtshäuser, Ärzte/Ärztinnen sowie an andere Vereine und Institutionen.

Der wissenschaftliche Beirat, welcher sich im Frühjahr 2004 konstituiert hat, trägt ebenfalls zu Veröffentlichungen bzw. Öffentlichkeitsarbeit bei. Die Vertreterinnen von QUAG e.V. und die Beiratsmitglieder auf einigten sich folgende Ziele ihrer gemeinsamen Arbeit:

- Förderung der interdisziplinären Zusammenarbeit (Schnittstellenprobleme bearbeiten)
- Vermittlung der Ergebnisse in der Fachöffentlichkeit und gesellschaftliche Öffentlichkeitsarbeit
- Qualität der Dokumentation und Weiterführung der Bestandsaufnahme
- Erarbeitung eines Risikokatalogs (Gefahrensituationen, die sich aus der Erhebung heraus gezeigt haben) und daraus ableitend Empfehlungen für die außerklinische Geburtshilfe entwickeln
- Gegenüberstellungen der Daten der Perinatalerhebung der Kliniken und von QUAG e.V. auf Länderebene (z.B. Hessen, Niedersachsen) mit dem Ziel, die Perinatalkommissionen aller Bundesländer für diese Arbeit zu gewinnen.
- Vorträge auf Kongressen und beruflichen Fortbildungen
- Vergleich von Daten mit angeglichenen Kollektiven aus der Perinatalerhebung auf Länderebene.

Dokumentationsbeleg für die außerklinische Geburtshilfe

Identifikation der Hebamme
1. Hebammen- / Einrichtungsnummer
2. Laufende Geb.-Nummer d. Heb./Inst.

Schwangere
3. Geburtsjahr der Schwangeren
4. Postleitzahl (nur die ersten zwei Stellen)
5. vorausgeg. Schwangerschaften
   davon: Lebendgeb.   EU
   Totgeburten   Cürettagen
6. Information über außerklinische Geburtshilfe erhalten durch
   Hebammenkontakte/Kurse ○   Persönliches Umfeld ○
   Arzt/Ärztin/Geburtskliniken ○   Öffentliche Medien ○
   Sonstiges ○
7. Motivation der Frau zur außerklinischen Geburt
   Sicherheitsbedürfnis ○   Vertraute Hebamme ○
   Selbstbestimmung ○   außerklinische Geb.-Erfahrung ○
   klinische Geb.-Erfahrung ○   Sonstige ○

Vorsorge/Schwangerschaft
8. Berechneter, ggf. korr. Geburtstermin
9. Hebammenerstkontakt in SSW (tel. oder persönlich)
10. Anzahl persönlicher Kontakte insgesamt (ohne Kurse)
    davon: Hebammen-Vorsorgeuntersuchungen
11. Ärztliche Schwangerschaftsvorsorge   Ja ○ Nein ○
12. Ultraschalluntersuchung nach der 30. SSW   Ja ○ Nein ○
13. Schwangerschaftsbefunde (lt. Katalog A/B)   Ja ○ Nein ○
    wenn ja, welche
14. Entfernung zur nächstgelegenen Klinik (km)

Geburt
15. Erster Ruf zum Geburtsbeginn
    Datum: Uhr
16. Beginn der kontinuierlichen Anwesenheit der Hebamme
    Datum: Uhr
17. Herztonkontrolle   Dopton   Ja ○ Nein ○
       CTG   Ja ○ Nein ○
       Hörrohr   Ja ○ Nein ○
18. Blasensprung   Ja ○ Nein ○   Amniotomie   Ja ○ Nein ○
    Datum: Uhr
19. Wehenbeginn am: Uhr
20. Geburtsrisiken (lt. Katalog C)   Ja ○ Nein ○
    wenn ja, welche
21. Zweite Hebamme gerufen   Ja ○ Nein ○
    wenn ja, zur normalen Geburt ○   wegen Komplikationen ○
    Zweite Hebamme eingetroffen   Ja ○ Nein ○
    wenn ja, vor Geburt ○   zur Geburt ○   nach Geburt ○
22. Arzt gerufen   Ja ○ Nein ○
    wenn ja, zur normalen Geburt ○   wegen Komplikationen ○
    Arzt eingetroffen   Ja ○ Nein ○
    wenn ja, vor Geburt ○   zur Geburt ○   nach Geburt ○
23. Weitere anwesende Personen
    Keine ○   Fam.-Angehörige ○
    Freunde/Bekannte ○   Andere ○
24. Lage des Kindes   regelrechte Schädellage ○
    Beckenendlage ○
    regelwidrige Schädellage ○
    wenn ja, welche (lt. Katalog C)
25. Begleitende Maßnahmen sub partu   Ja ○ Nein ○
    wenn ja, welche Analgetika/Spasmolytika ○   Homöopathika ○
    Naturheilkunde ○   Massagen ○
    Akupunktur/-pressur ○   Sonstiges ○
26. Geburtsmodus   Spontan ○
    Kristellerhilfe ○
    Vaginal-operativ ○

Name der Frau (nur auf Deckblatt)

27. Dauer des aktiven Mitschiebens
    kleiner als 15 Minuten ○   15 bis 60 Minuten ○   größer als 60 Minuten ○
28. Geburtsverletzungen   Ja ○ Nein ○
    wenn ja,   DR I° ○   DR II° ○   DR III° -IV° ○
    Episiotomie ○   andere nahtpflichtige Risse ○
29. Mütterliche Problematik p.p.   Ja ○ Nein ○
    wenn ja, welche   Blutung>1000ml ○
    Plazentalösungsstörungen/unvollst. Plazenta ○
    komplizierte Geburtsverletzung ○
    Sonstiges ○
30. Naht   Ja ○ Nein ○
    wenn ja, versorgt von   Hebamme ○   Arzt ○ Klinik ○

Verlegung während und nach der Geburt
31. Entschluß zur Verlegung durch Hebamme   Ja ○ Nein ○
    wenn ja, Datum: Uhr
32. Gebärende verlegt   Ja ○ Nein ○
33. Transportbeginn   Uhr
34. Hauptverlegungsgrund s. p. (lt. Katalog C/E)
35. Transportmittel   Privatfahrzeug ○   Rettungsfahrzeug ○
36. Transport n Klinik   in Ruhe ○   als Notfall ○
37. Gefahrene Kilometer zur Klinik   ca.
38. Übergabe in Klinik   Uhr
39. Geburtsmodus in Klinik   Spontan ○   Kristellerhilfe ○
    Vaginal-operativ ○   Sectio ○
40. Geburt beendet durch   dieselbe Heb. ○   andere Heb. ○
41. Mutter verlegt p.p.   Ja ○ Nein ○
    wenn ja, innerhalb 24 Stunden ○   innerhalb 7 Tagen ○
42. Verlegungsgrund p.p. (lt. Katalog E)
43. Mutter verstorben   Ja ○ Nein ○

Kind (unabhängig vom Geburtsort)
44. Tag der Geburt   Uhr
45. Geburtsgewicht   g
    Länge   cm   Kopfumfang   cm
46. Geschlecht   männlich ○   weiblich ○
47. APGAR   1'   5'   10'
48. Reanimationsmaßnahme   Ja ○ Nein ○
    wenn ja,   Maske ○   Intubation ○   O2-Dusche ○
    Mund-zu-Mund-Beatmung ○   Sonstige ○
49. Kinderarzt / ärztlichen Notdienst gerufen   Ja ○ Nein ○
50. Morbidität des Kindes (lt. Katalog D)
51. Kind in Kinderklinik verlegt   Ja ○ Nein ○
    wenn ja, innerhalb 24 Stunden ○   innerhalb 7 Tagen ○
52. Verlegungsgründe (lt. Katalog D)
53. Kind verstorben   Ja ○ Nein ○
    wenn ja, vor Geburt ○   unter Geburt ○   nach Geburt ○
54. Todesdatum   Uhr
55. Todesursache (lt. Katalog D), auch Totgeburten
    Todesursache unbekannt ○

Geburtsort
56. Geplanter Geburtsort (bei abgeschlossener 37. SSW)
    Hausgeburt ○   Geburtshaus ○   Arztpraxis ○
    Entbindungsheim ○   Hebammenpraxis ○   Klinik ○
    noch unklar ○
57. Tatsächlicher Geburtsort
    Hausgeburt ○   Geburtshaus ○   Arztpraxis ○
    Entbindungsheim ○   Hebammenpraxis ○   Klinik ○
58. Die Geburt wurde   geplant außerklinisch beendet ○
    ungeplant außerklinisch beendet ○
    verlegt ○

Bitte jede begonnene Geburt dokumentieren

25234

Der Befundkatalog

78 Grünes Fruchtwasser (656.3)
79 Azidose während der Geburt (festgestellt durch Fetalblutanalyse) (656.3)
80 Nabelschnurvorfall (663.0)
81 Verdacht auf sonstige Nabelschnur-komplikationen (663.9)
82 Protrahierte Geburt/Geburtsstillstand in der Eröffnungsperiode (662.0)
83 Protrahierte Geburt/Geburtsstillstand in der Austreibungsperiode (662.2)
84 Absolutes oder relatives Mißverhältnis zwischen kindlichem Kopf und mütterlichem Becken (653.4)
85 Drohende/erfolgte Uterusruptur (660.8/ 665.1)
86 Querlage/Schräglage (652.2)
87 Beckenendlage (652.3)
88 Hintere Hinterhauptslage (660.3)
89 Vorderhauptslage (652.5)
90 Gesichtslage/Stirnlage (652.4)
91 Tiefer Querstand (660.3)
92 Hoher Geradstand (652.5)
93 Sonstige regelwidrige Schädellagen (652.8)
94 Sonstiges
95 HELLP
96 intrauteriner Fruchttod (656.4)
97 pathologischer Dopplerbefund
98 Schulterdystokie

Katalog D (zu Zeilen 50, 52, 54)
Postpartale Krankheiten/Störungen, Verlegungsgründe, Diagnose bei Verstorbenen

01 Unreife/Mangelgeburt (765)
02 Asphyxie/Hypoxie/Zyanose (768)
03 Atemnotsyndrom/kardiopulmonale Krankheit (769)
04 andere Atemstörungen (770)
05 Schockzustand (785)
06 Ikterus (774)
07 hämolytische Krankheit (Rh-, ABO-Isoimmunisierung etc.) (773)
08 hämatologische Störung (Anämie, Polyglobulie etc.) (776)
09 Stoffwechselstörung (mütterl. Diabetes, Hypoglykämie, Hypokalzämie, Elektrolytstörung) (775)
10 hereditäre Stoffwechseldefekte (Aminosäuren (270), Galaktose, Fruktose (271), AGS (255), Mukoviszidose (277))
11 Schilddrüsenstörungen (Hypothyreose (243), Struma (246))
12 Blutungskrankheiten (Darm/Nabel) (772)
13 intrakranielle Blutungen

14 Krämpfe, Encephalopathie (Apathie, Hyperexzitabilität, Hemisyndrom) (779)
15 gastrointestinale Störungen (Erbrechen/ Durchfall), Ernährungsprobleme (777)
16 Verletzungen/Frakturen/Paresen (767)
17 generalisierte Infektion (TORCH etc. (771), Sepsis (038), Meningitis (320))
18 umschriebene Infektion (Schälblasen, Konjunktivitis etc.) (771)
19 zur Beobachtung
20 Sonstiges

25 Chromosomenanomalie (DOWN-, PÄTAU-, EDWARDS-Syndrom etc.) (758)
26 (andere) multiple Mißbildungen (759)
27 Anenzephalus (740)
28 Neuralrohrdefekt (Spina bifida, Zelen) (741)
29 Hydrozephalus, Mikrozephalie, andere zerebrale Anomalien (742)
30 Anomalie Auge (743), Ohr/Hals (744)
31 Anomalie Herz/große Gefäße (745-747)
32 Anomalie Respirationstrakt (Nase bis Lunge) (748)
33 Gaumen- und Lippenspalten (749)
34 Anomalie Ösophagus/Magen (750)
35 Anomalie Darm/Leber/Pankreas (751)
36 Anomalie Niere/Blase/Urethra (753)
37 Anomalie Genitalorgane (752)
38 Anomalie Knochen/Gelenke/Muskeln (755, 756)
39 Zwerchfellmißbildung (7566)
40 Gastroschisis/Omphalozele (75671)
41 Anomalie Körperdecke (Nävi, Ichthyosis etc.) (757)
42 Hernien (550-553)
43 biomechanische Verformung (d. Lage-, Haltungsanomalie, Hüftdysplasie, Hüftluxation) (754)
44 andere Anomalie

Katalog E (zu Zeilen 34,42)
Verlegung der Mutter sub partu

100 Auf Wunsch der Mutter

Verlegung der Mutter post partu

101 Blutungen >1000ml
102 Placentalösungsstörungen/unvollst. Placenta
103 Komplizierte Geburtsverletzungen
104 Nahtversorgung von Episiotomie / Dammrissen
105 Sonstiges

Literaturverzeichnis

Ackermann-Liebrich, U. et al 1996 Home versus hospital deliveries: follow up study of matched pairs for procedures and outcome. Zürich Study Team. In: BMJ. 233 (13): 1313–1318

Alten, D. van et al 1989 Midwifery in The Netherlands. The Wormerveer study; selection, mode of delivery, perinatal mortality and infant morbidity. In: Br J Obstet Gynaecol 96 (6): 656–662

Bässler-Weber, S. 2002 Strukturanalyse von 1230 Hausgeburten in Baden-Württemberg 1992–1995. Medizinische Dissertation, Universität Ulm, unveröffentlicht

Bastian H. et al 1998 Perinatal death associated with planned home birth in Australia: population based study. In: BMJ 317: 384–388

BQS (Bundesgeschäftsstelle Qualitätssicherung) 2005 Bundesauswertung 2004 (http://www.bqs-outcome.de/2004/ergebnisse/leistungsbereiche/geburtshilfe/buaw/Buaw-2004-16n1.pdf), Zugriff: 23.07.06

Bryce, R. L. et al 1985 Association between indicators of perinatal asphyxia and adverse outcome in the term infant: a methodological review. In Neuroepidemiology 4 (1): 24-28

Burnett, C. A. et al 1980 Home delivery and neonatal mortality in North Carolina. In: JAMA 244 (24): 2741–2745

Campbell, D. A. et al 2006 A randomized control trial of continuous support in labor by a lay doula. In: J Obstet Gynecol Neonatal Nurs 35 (4): 456–464

Campbell, R. et al 1984 Home births in England and Wales 1979: perinatal mortality according to intended place of delivery. In: Br Med J 289: 721–724

Campbell, R. und A. Macfarlane 1994 Where to be born? The debate and the evidence. National Perinatal Epidemiology Unit, Oxford

Carroli G. und J. Belizan 2002 Episiotomy for vaginal birth. Cochrane Database Syst. Review

Chapman, M. G. et al 1986 The use of a birthroom: a randomized controled trial comparing delivery with that in the labour war. In: Br J Obstet Gynaecol 93: 182–187

Crotty, M. et al 1990 Planned homebirths in South Australia 1976–1987. In: Med J Aust 153: 664–671

Dangel-Vogelsang, B. et al 1997 Außerklinische Geburtshilfe in Hessen. Wie modern ist die Hebammengeburtshilfe? Hamburg

David, M. 2003 Außerklinische Geburtshilfe heute – wie sicher sind die Alternativen zur Klinikentbindung? In: Zeitschrift für Geburtshilfe und Frauenheilkunde 63: 793–797

David, M. et al 1998 Geburtshausentbindung – eine Alternative zur Klinikgeburt ? Perinataldaten im Vergleich. In: Zeitschrift für Geburtshilfe und Frauenheilkunde 58: 270–276

David, M. et al 1999: Perinatal outcome in hospital and birth center obstetric care. In: International Journal of Gynecology & Obstetrics 65: 149–156

David, M. et al 2002: Die Wahrscheinlichkeit einer Spontangeburt – Möglichkeiten und Grenzen von Risikoscores. In: Zeitschrift für Geburtshilfe und Neonatologie 206: 219–227

David, M. et al 2004 Geburtsort Geburtshaus – Perinataldaten im Vergleich zu Klinikentbindungen in Bayern und Berlin. In: Zeitschrift für Geburtshilfe und Neonatologie 208: 110–117

David, M. et al 2006 Außerklinische Geburtshilfe in Deutschland – Perinataldaten „großer", „mittlerer" und „kleiner" Geburtshäuser im Vergleich. In: Zeitschrift für Geburtshilfe und Neonatologie 210: 166–172

David, M. et al 2006 Intrapartum transfer from a birth centre to a hospital – reasons, procedures, and consequences. In: Acta Obstet Gynecol Scand 85: 422–428

Davies J. et al 1996 Prospective regional study of planned home births. Home Birth Study Steering Group. In: BMJ. 23 (313): 1302–1306

Declercq, E. R. 1984 Out-of-hospital births, U.S. 1978: Birth weight and apgar scores as measures of outcome. In: Public Health Reports 99 (1): 63–73

Declercq, E. R. und N. Stotland 2002 Safety of out-of-hospital Birth in industrialized nations: a review. In: Curr Probl Obstet Gynecol Fertil: 133–144

Declecrq, E. R. et al 1995 Home birth in the United States, 1989–1992. A longitudinal descriptive report of national birth certificate data. In: J Nurse Midwifery 40: 474–482

Dowswell T. et al 1996 Should there be a trial of home versus hospital delivery in the United Kingdom? In: BMJ 23 (312): 753-7

Durand, A. M. 1992 The safety of home birth: The farm study. In: Am J Public Health 82: 450–452

Ford, C. et al 1991 Outcome of planned home births in an inner city practice. In: Brit Med J 303: 1517–1519

Geraedts M. und M. Neumann 2003 Evaluation der Qualitätsindikatoren in der externen vergleichenden Qualitätssicherung nach § 137SGB V im Leistungsbereich Geburtshilfe im Auftrag der Bundesgeschäftsstelle Qualitätssicherung. Düsseldorf (www.bqs-online.de/download/GA_BQSQIG_StellFA1106.pdf), Zugriff: 31.08.2006

Goldenberg, R. L. et al 1983 Neonatal deaths in Alabama. 3. Teil: Out-of-hospital births 1940–1980. In: Am J Obstet Gyn 147 (6): 687–693

Gottvall, K. et al 2004 Safety of birth centre care: perinatal mortality over a 10-year period. In: BJOG 111: 71–78.

Gulbransen, G. et al 1997 Home birth in New Zealand 1973–1993: incidence and mortality. In: NZ Med J 110: 87–89

Günter-Witt, K. 1994 Glückt der Start ins Leben auch daheim? Eine vergleichende Untersuchung des Gesundheitszustandes von Neugeborenen aus geplanten Hausgeburten mit Neugeborenen aus geplanten Spitalgeburten. Medizinische Dissertation, Universität Basel, unveröffentlicht

Hatem, M. et al 2004 Midwifery-led versus other models of care delivery for childbearing women. Cochrane Database Syst. Review

Hinds, M. W. et al 1985 Neonatal outcome in planned versus unplanned out-of-hospital births in Kentucky. In: JAMA 253 (11): 1578–1582

Hodnett, E. D. et al 2005 (1. Auflage 2001) Home-like versus conventional institutional settings for birth. Cochrane Database Syst. Review.

Hundley, V. A. et al 1994 Midwife managed delivery unit: a randomised controlled comparison with consultant led care. In: BMJ 309: 1400–1404

Johnson, K. C. und B. A. Daviss 2005 Outcomes of planned home births with certified professional midwives: large prospective study in North America. In: BMJ 330: 1416–1429

Kunz, I. 1993 Hausgeburten im Kanton Zürich. Ein Vergleich des Geburtsverlaufes bei Frauen, die eine Hausgeburt planten, und Frauen, die eine Spitalgeburt planten, in matched pairs. Medizinische Dissertation, Universität Basel, unveröffentlicht

Macfarlane, A. 2004 Letter to the editor: Safety of home and hospital birth – data does not support the conclusions. Irish Medical Journal 97 (4)

MacVicar, J. et al 1993 Simulated home delivery in hospital: a randomised controlled trial. In: BJOG 100: 316–323

Mändle, C. et al 1995 Das Hebammenbuch. Lehrbuch der praktischen Geburtshilfe. Stuttgart

Martin, J. A. et al 2002 Births: final data for 2000. National vital statistics reports. Vol 50

McKenna, P. und T. Matthews 2003 Safety of home delivery compared with hospital delivery in the Eastern Region Health Authority in the years 1999–2002. In: Irish Medical Journal 96 (7): 198–200

Mehl, L. E. et al 1977 Outcomes of elective home births. A series of 1146 cases. In: J Reprod Med 19: 281–90

Milenovic-Rüchardt, I. et al 1996 Hausgeburten in Bayern (Hausgeburten 1989 bis 1995). Beratungsstelle für natürliche Geburt und Eltern-Sein. München

Murphy, P. und J. Fullerton 1998 Outcome of intended home births in nurse-midwifery practice: a prospective descriptive study. In: Obstet Gynecol 92 (3): 461–470

Müttertodesfälle besser aufklären! 2006 In: Deutsche Hebammenzeitschrift 7: 15–18

Neumeyer, E. 1998 Qualitätssicherung in der außerklinischen Geburtshilfe. Kommentierung der bundesweiten Erhebung außerklinischen Geburten 1996 bis 1997. Berlin

Neumeyer, E. 2000 Qualitätssicherung in der außerklinischen Geburtshilfe. Kommentierung der bundesweiten Erhebung außerklinischen Geburten 1997 bis 1998. Berlin

Neumeyer, E. 2001 Qualitätssicherung in der außerklinischen Geburtshilfe. Kommentierung der bundesweiten Erhebung außerklinischen Geburten 1999. Berlin

Northern Region Perinatal Mortality Survey Coordinating Group 1996 Collaborative survey of perinatal loss in planned and unplanned home births. In: BMJ. 23 (313): 1306–1309

Olsen, O. 1997 Meta-analysis of the safety of home birth. In: Birth 24 (1): 4–13

Olsen, O. und M. Jewell 2005 Home versus hospital birth. Cochrane Database Syst. Review

Pel, M. und M. H. Heres 1995 A study of obstetric intervention. Thesis, University of Amsterdam

Qualitätsbericht 2000 Außerklinische Geburtshilfe in Deutschland. 2001 Gesellschaft für Qualität in der außerklinischen Geburtshilfe e.V. Selbstverlag

Qualitätsbericht 2001 Außerklinische Geburtshilfe in Deutschland. 2002 Gesellschaft für Qualität in der außerklinischen Geburtshilfe e.V. Selbstverlag

Qualitätsbericht 2002 Außerklinische Geburtshilfe in Deutschland. 2003 Gesellschaft für Qualität in der außerklinischen Geburtshilfe e.V. Zwickau.

Qualitätsbericht 2003 Außerklinische Geburtshilfe in Deutschland. 2004 Gesellschaft für Qualität in der außerklinischen Geburtshilfe e.V. Zwickau.

Rooks, J. P. et al 1992 The National Birth Center Study. Part III – Intrapartum and immediate postpartum and neonatal complications and transfers, postpartum and neonatal care, outcomes, and client satisfaction. In: J Nurse Midwifery 37(6):361–397

Rooks, J. P. et al 1989 Outcomes of care in birth centres In: N Engl J Med 321: 1804–1811

Sack, A. 1993 Verlauf von 855 Hausgeburten im Münchner Raum 1981 bis 1987. Medizinische Dissertation, Universität München, unveröffentlicht

Saunders, D. et al 2000 Evaluation of the Edgware Birth Centre London. North Thames Perinatal Public Health. London

Schlömer, G. et al 2003 Effektivität der Episiotomie bei vaginaler Geburt hinsichtlich der Vermeidung von Harn- und Stuhlinkontinenz: Eine systematische Übersicht externer Evidenz. In: Wien Med Wochenschr 153: 269–275

Schramm, W. F. et al 1987 Neonatal mortality in Missouri home births 1978–1984. In: Am J Publ Health 77 (8): 930–935

Schücking, B. et al 2006 Werdende Mütter stärken. In: Pflegezeitschrift 7: 400–403

Schumann, M. et al 2000 Qualitätssicherung der außerklinischen Geburtshilfe in Niedersachsen. Abschlussbericht der Niedersächsischen Erhebung der außerklinischen Geburten. Hannover

Scupholme, A. et al 1987 Are outcomes compromised when mothers are assigned to birth centers for care? In: J Nurse Midwif 32: 211–215

Shearer, J. M. 1985 Five year prospective survey of risk of booking for a home birth in Essex. In: BMJ 291: 1477–1480

Shy, K. K. et al 1980 Out-of-hospital delivery in Washington State, 1975 to 1977. In: Am J Obstet Gynecol 137: 547–552

Simmons, R. et al 1983 Out of hospital births in Michigan, 1972–79: Trends and implications for the safety of planned home deliveries. In: Public Health Reports 98: 161–170

Sleep, J. et al 1996 West Berkshire perineal management trial. In: Br Med J 1984 (289): 587–590.

Statistisches Bundesamt 2004 Grunddaten der Krankenhäuser. Fachserie 12 / Reihe 6.1.1

Stewart, M. et al 2005 Report of a structured review of birth centre outcomes, December 2004 – Revised July 2005. Review of evidence about clinical, psychosocial and economic outcomes for women with straightforward pregnancies who plan to give birth in a midwife-led birth centre, and outcomes for their babies. Commissioned by: The Maternity Research Group of The National Service Framework (NSF) for Children, Young People and Maternity Services, UK

Sultan, A. H. 1997 Anal incontinence after childbirth. In: Curr Opin Obstet Gynecol 9 (5): 320–324

Tew, M. 1986 Do obstetric intranatal interventions make birth safer? In: Brit J Obstet Gyn 93 (7): 659–674

Treffers, P. E. und R. Laan 1986 Reginal perinatal mortality and reginal hospitalisation at delivery in the Netherlands. In: Brit J Obstet Gyn 93 (7): 690–693

Tyson, H. 1991 Outcomes of 1001 midwife-attended home births in Toronto 1983–1988. In: Birth 18: 14–19

Waldenström, U. und C. Nilsson C 1993 Characteristics of women choosing birth center care. In: Acta Obstet Gynecol Scand 72 (3):181–188

Welsch, H. 2006 Entwicklung in Deutschland. In: Deutsche Hebammenzeitschrift 7: 19–20

WHO 1996 Safe motherhood. Care in Normal Birth: a practical guide. Report of a Technical Working Group. Genf

Wiegers T. A. et al 1996 Outcome of planned home and planned hospital births in low risk pregnancies: prospective study in midwifery practices in The Netherlands. In: BMJ 23 (313):1276-7

Woodcock, H. et al 1990 Planned homebirths in Western Australia 1981–1987: a descriptive study. In: Med J Aust 153: 672–678

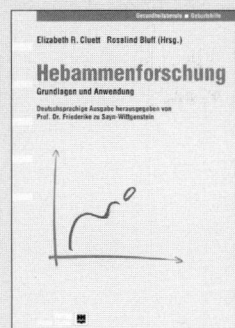

Elizabeth R. Cluett
Rosalind Bluff (Hrsg.)

Hebammenforschung
Grundlagen und Anwendung

Deutschsprachige Ausgabe herausgegeben von
Prof. Friederike zu Sayn-Wittgenstein.
Aus dem Englischen von Katja Stahl.
2003. 309 S., 21 Abb., 8 Tab., Gb
€ 49.95 / CHF 83.00
ISBN 978-3-456-83684-3

Das erste Lehrbuch zur Hebammenforschung im deutschsprachigen Raum mit einer ausgewogenen Darstellung quantitativ-positivistischer und qualitativ-interpretativer Forschungsansätze.

«…Ein Meilenstein auf dem Weg zu einer fundierten Hebammenwissenschaft.»   *Österreichische Hebammenzeitung*

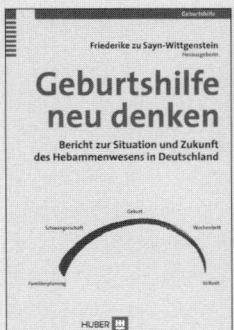

Friederike zu Sayn-Wittgenstein (Hrsg.)

Geburtshilfe neu denken
Bericht zur Situation und Zukunft des Hebammenwesens in Deutschland

In Kooperation mit dem Bund Deutscher Hebammen e.V.
Gefördert von der Robert Bosch Stiftung.
2007. 228 S., 1 Abb., Kt
€ 19.95 / CHF 32.00
ISBN 978-3-456-84425-1

Der Bericht «Geburtshilfe neu denken» setzt mit seiner umfassenden Analyse und Darstellung der Hebammentätigkeit in Deutschland einen neuen Akzent.

www.verlag-hanshuber.com

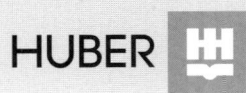

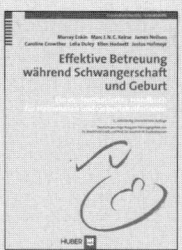

Murray Enkin et al.

Effektive Betreuung während Schwangerschaft und Geburt

Ein evidenzbasiertes Handbuch für Hebammen und GeburtshelferInnen

2., vollst. überarb. Aufl. 2006. 443 S., 2 Abb., 6 Tab., Gb € 49.95 / CHF 79.00
ISBN 978-3-456-84167-0

«Enkin/Keirse» – Das Standardwerk der evidenz-basierten Geburtshilfe und Hebammenkunde.

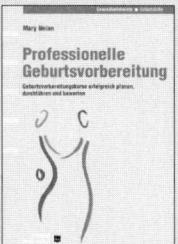

Mary Nolan

Professionelle Geburtsvorbereitung

Geburtsvorbereitungskurse erfolgreich planen, durchführen und bewerten

2., durchges. und erg. Aufl. 2006. 302 S., 12 Abb., 1 Tab., Kt
€ 34.95 / CHF 56.00
ISBN 978-3-456-84344-5

Das erfolgreiche und praxiserprobte Geburtsvorbereitungsbuch für Hebammen und Kinderkrankenschwestern in überarbeiteter und ergänzter Form.

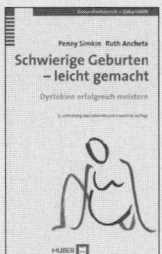

Penny Simkin / Ruth Ancheta

Schwierige Geburten – leicht gemacht

Dystokien erfolgreich meistern

Mit einem Beitrag zum Assessment des Geburtsfortschritts von Suzy Myers. Illustriert von Shana dela Cruz. Aus dem Englischen von Angie Dröber.
2., vollst. überarb. und erw. Aufl. 2006. 314 S., 319 Abb., 6 Tab., flex. Gb
€ 32.95 / CHF 53.00 ISBN 978-3-456-84345-2

Dystokien erfolgreich meistern. Praxishandbuch, um Babys trotz verzögertem Geburtsverlauf auf natürlichem Weg zu entbinden.

www.verlag-hanshuber.com

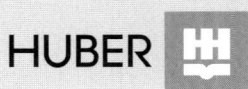